# 基层血脂异常诊疗知识汇编

名誉主编　陆宗良

主　　编　王增武　李建军

U0255463

中国协和医科大学出版社

**图书在版编目（CIP）数据**

基层血脂异常诊疗知识汇编／王增武．李建军主编．—北京：中国协和医科大学出版社，2015.6

ISBN 978-7-5679-0342-5

Ⅰ．①基…　Ⅱ．①王…李…　Ⅲ．①高血脂病-诊疗　Ⅳ．①R589.2

中国版本图书馆 CIP 数据核字（2015）第 100782 号

**基层血脂异常诊疗知识汇编**

主　　编：王增武　李建军

责任编辑：顾良军

出版发行：**中国协和医科大学出版社**
　　　　　（北京东单三条九号　邮编 100730　电话 65260378）

网　　址：www.pumcp.com

经　　销：新华书店总店北京发行所

印　　刷：北京佳艺恒彩印刷有限公司

开　　本：700×1000　　1/16 开

印　　张：7

字　　数：110 千字

版　　次：2016 年 6 月第 1 版　　2016 年 6 月第 1 次印刷

印　　数：1—5000

定　　价：22.00 元

ISBN 978-7-5679-0342-5

# 基层血脂异常诊疗知识汇编

**编写组**（以姓氏拼音为序）

白玉蓉　解放军火箭军总医院

董　莹　中国医学科学院阜外心血管病医院

杜瑞雪　中国人民解放军总医院

方今女　延边大学基础医学院

郭艺芳　河北省人民医院

李红艳　吉林大学第一医院

李建军　中国医学科学院阜外心血管病医院

李　莉　首都医科大学附属同仁医院

李自成　暨南大学附属第一医院

刘　群　吉林大学第一医院

陆宗良　中国医学科学院阜外心血管病医院

隋　辉　中国医学科学院阜外心血管病医院

王炳银　上海交通大学医学院苏州九龙医院

王浩然　首都医科大学

王　宏　吉林大学第一医院

王　馨　中国医学科学院阜外心血管病医院

王增武　中国医学科学院阜外心血管病医院

许梅花　延边大学基础医学院

严晓伟　中国医学科学院北京协和医院

于春江　首都医科大学

张丽华　郑州大学第二附属医院

张美兰　北京市怀柔区中医院

赵水平　中南大学湘雅二医院

# 前　言

冠心病是世界人口死亡的首位病因，也是我国居民的重要死因。血脂异常是导致动脉粥样硬化的重要因素之一，是冠心病和缺血性卒中的独立危险因素。在心脑血管疾病日益成为居民健康主要威胁的局面下，有效防治血脂异常，提高人群的知晓率、治疗率和控制率，是降低心脑血管病发病及死亡风险的重要措施。

2002 年的资料显示，我国血脂异常的患病率为 18.6%，患病人数近 1.6 亿，而同时知晓率仅为 3.2%。随着我国居民饮食结构的改变，近几年有研究提示血脂异常患病率有明显上升趋势，但控制状况仍不佳。2013 年全国 19 个省 84 家医院入选的近万名血脂异常者中，低密度脂蛋白胆固醇达标率仅为 25.8%。尽管农村地区血脂异常的患病率低于城市，但知晓、治疗状况与城市的差距更大。2013 年针对农村居民的调查显示，高胆固醇患病率为 8.07%，知晓率为 6.74%，治疗率为 12.44%。即使是医务人员，对于血脂异常的认知状况、防治能力也有待于进一步改善。

为了促进血脂异常防治理念和技术向基层转化，我们结合目前基层医疗机构和医生的实际需求，编写了《基层血脂异常防治诊疗知识汇编》一书，供广大基层医生在临床工作中阅读使用。希望本书能成为基层医生开展临床诊疗工作的帮手，为促进我国基层医疗卫生机构血脂异常防治能力的提升发挥积极的作用。

本书在编写过程中得到了各位作者的大力支持。在本书即将出版发行之际，向这些德高望重的专家致以诚挚的谢意，也对参与本书编辑出版工作的相关人员表示感谢。由于时间仓促和本人水平所限，不足之处在所难免，希望广大医生同道不吝指正。

王增武

2014 年 12 月 22 日

# 目 录

第一章 血脂异常的流行现状 …………………………………… （ 1 ）

    我国血脂异常的现状及防治策略 ………………………… （ 1 ）

    血脂异常危险因素的研究进展 …………………………… （ 7 ）

第二章 血脂异常的检出与评估 …………………………………… （ 11 ）

    血脂代谢的基础知识 ……………………………………… （ 11 ）

    动脉粥样硬化发生机制 …………………………………… （ 16 ）

    血脂异常的检出与评估 …………………………………… （ 22 ）

第三章 血脂异常的治疗 …………………………………………… （ 26 ）

    血脂异常治疗的原则 ……………………………………… （ 26 ）

    血脂异常的非药物治疗 …………………………………… （ 29 ）

    血脂异常常用药物概述 …………………………………… （ 32 ）

    联合调脂治疗的策略 ……………………………………… （ 38 ）

    调脂药物临床应用不良反应概述 ………………………… （ 41 ）

第四章 特殊人群的血脂异常管理 ………………………………… （ 46 ）

    高血压患者血脂异常的治疗 ……………………………… （ 46 ）

    糖尿病患者血脂异常的治疗 ……………………………… （ 50 ）

    慢性肾病血脂异常的治疗 ………………………………… （ 55 ）

    冠心病合并血脂异常的治疗 ……………………………… （ 61 ）

    老年血脂异常患者药物治疗 ……………………………… （ 66 ）

第五章 血脂异常的社区管理与临床路径研究 …………………… （ 71 ）

    血脂异常的社区管理与健康教育 ………………………… （ 71 ）

    农村血脂异常防治诊疗规范及路径 ……………………… （ 75 ）

第六章 血脂管理的指南规范 ……………………………………… （ 82 ）

    《中国成人血脂异常防治指南》解读 …………………… （ 82 ）

《2014 年中国胆固醇教育计划血脂异常防治专家建议》解读…………（88）

国际最新血脂治疗指南异同解读 ………………………………………（96）

附录 1　常用降脂药一览表 ………………………………………………（99）

附录 2　国家基本药物目录（2012 年版）——心血管系统用药 …………（100）

# 第 一 章

# 血脂异常的流行现状

## 我国血脂异常的现状及防治策略

随着工业化进程的加快，我国居民生活水平得到了极大的提高，但是随之而来的工作、生活压力不断增大以及不良的饮食和运动习惯，使得血脂异常这种慢性病发生率增加。血脂异常是心肌梗死、卒中等致残、致死性动脉粥样硬化疾病的重要独立危险因素之一。

2007年我国颁布的《中国成人血脂异常防治指南》明确了血脂异常的诊断与治疗标准。血脂异常是指总胆固醇（total cholesterol，TC）、甘油三酯（triglyceride，TG）和（或）低密度脂蛋白胆固醇（low-density lipoprotein in cholesterol，LDL-C）增高和（或）高密度脂蛋白胆固醇（high-density lipoprotein in cholesterol，HDL-C）降低的一组脂类代谢紊乱，即通常所说的高脂血症。但由于高脂血症的概念并不确切，现在多数学者倾向于使用血脂异常这一概念。

### 一、成人血脂水平和血脂异常患病率

2010年有研究者对全国31个省（区、市）的162个监测点，对中国成人（18岁以上）的血脂异常情况进行了调查，结果显示，我国成年人血脂异常以低高密度脂蛋白胆固醇血症、高甘油三酯血症为主。

#### 1. 地区差异

从2010年的全国血脂异常的调查情况显示，高胆固醇血症的患病率东、中、西部分别为4.2%、2.4%和3.1%，城市和农村的患病率分别为4.2%和2.9%；高低密度脂蛋白胆固醇血症的患病率东、中、西部分别为2.9%、1.5%和1.8%，城市和农村的患病率分别为3.0%和1.8%；低高密度脂蛋白胆固醇血症患病率

东、中、西部分别为 43.5%、43.3% 和 48.6%，城市和农村分别为 45.4% 和 44.6%；高甘油三酯血脂东、中、西部的患病率分别为 11.0%、11.7% 和 11.2%，城市和农村分别为 12.1% 和 10.9%。血脂异常不仅地区间存在差异，城乡间也并不相同。从血脂谱特点来看，城市血脂异常的各项指标患病率均大于农村。还有研究调查了全国 20 岁及以上的 46239 名研究对象，结果显示，经年龄调整的城市居民的总胆固醇、高密度脂蛋白、低密度脂蛋白胆固醇和甘油三酯的平均水平分别为 4.79、1.30、2.81 和 1.61mmol/L，而农村居民的上述 4 项指标分别为 4.66、1.30、2.58 和 1.53mmol/L。统计学分析显示，经年龄调整的总胆固醇、低密度脂蛋白胆固醇和甘油三酯的平均水平均是城市人群显著高于农村人群。可以看出，不论在各项指标的水平还是患病率上，城市居民几乎都高于农村居民，这可能与城市的生活、工作压力大以及人们的不良生活习惯密切相关。

### 2. 民族差异

有研究于 2007 年 10 月至 2010 年 3 月调查了新疆维吾尔自治区 11 608 名年龄 35~74 岁研究对象，其中维吾尔族（n=4 695），哈萨克族（n=3 196），汉族（n=3 717），总胆固醇水平维吾尔族、哈萨克族和汉族研究对象的分别为 4.71±1.08、4.82±1.17 和 4.39±1.09mmol/L，维吾尔族和哈萨克族明显高于汉族，并且三组之间差异具有统计学意义。维吾尔族和汉族的甘油三酯水平明显高于哈萨克族，而二者之间差异无统计学意义。就高密度脂蛋白胆固醇而言，哈萨克族明显高于维吾尔族和汉族，而二者之间差异无统计学意义。低密度脂蛋白胆固醇三组之间无差异。维吾尔族人的血脂异常的患病率最高，为 54.3%。同年其他研究者也对新疆的这三个民族的血脂异常情况进行了调查，但是结果却有些不同：该研究结果显示汉族人群血脂异常的患病率要高于其他两个民族（汉族 58.58%，维吾尔族 48.27%，哈萨克族 49.60%）。两项研究的结果不一致可能与研究中所纳入的不同民族的人群所占的比例不尽相同有关，三个民族的血脂异常的患病率高低排名情况还需要继续进行研究。即使这样也不难看出不同民族之间血脂异常患病率是存在一定差异的。

### 3. 性别和年龄差异

有研究调查了 2012 年 1 月至 2012 年 12 月份我国北方地区人群的血脂异常情况，结果显示，男、女性的患病率为 66.34% 和 48.16%，差异具有统计学意义。而且随着年龄的增加，血脂异常的患病率也呈上升趋势，但是在 50 岁之前，男性血脂异常的患病率高于女性，而 50 岁之后女性血脂异常的患病率升高，60 岁以后甚至高于男性。还有研究也显示了类似的结果，在黑龙江省针对血脂异常的调查结果显示，20 岁年龄组甘油三酯血症和低高密度脂蛋白胆固醇血症男性高于女性；30 岁年龄组男性总胆固醇、甘油三酯、高密度脂蛋白胆固醇和低密度脂蛋白胆固醇均高于女性；40 岁年龄组男性甘油三酯和高密度脂蛋白胆固醇高于女性；50 岁年龄组男性总胆固醇和高密度脂蛋白胆固醇小于女性；60 岁年龄组男性高密度脂蛋白胆固醇高于女性，而总胆固醇、甘油三酯和低密度脂蛋白胆固醇均低于女性。男性的血脂异常的患病率高于女性可能与男性暴露于危险因素的可能高于女性，但还需要进一步证实；而更年期之后女性的患病率增高，可能与雌激素水平的变化有关。

一般认为血清总胆固醇、甘油三酯随年龄的增长而升高，但近年的研究发现，血脂异常有年轻化的趋势，其可能的原因是：老年人退休之后，工作和生活紧张度下降，有更多的时间关注自己的健康，积极参与各种体育锻炼；而青年人由于生活和工作节奏快，压力大，缺乏忧患意识，不注意自我保健。

#### 4. 时间差异

2002 年对全国 31 个省市 18 岁及以上的研究对象进行了血脂水平的检测，结果显示，高胆固醇血症、低高密度脂蛋白胆固醇血症和高甘油三酯血症患病率分别为 2.9%、7.4% 和 11.9%；2010 年的全国 31 个省 97 409 名 18 岁以上居民高胆固醇血症、高低密度脂蛋白胆固醇血症、低高密度脂蛋白胆固醇血症和高甘油三酯血症患病率分别为 3.3%、2.1%、44.8% 和 11.3%。血脂异常的患病率呈上升趋势，这可能与饮食与生活方式有关。有研究人员针对血脂异常与生活方式进行了前瞻性研究，根据膳食热量及营养构成进行了膳食种类的划分，结果显示肥胖和膳食热量超标是各类血脂异常的基础，此外还可能与对血脂异常的知晓率和控制率低等有关，虽然与《2002 年中国居民营养与健康状况》中显示的我国成年人血脂异常的知晓率和治疗率分别为 3.2% 和 2.5% 相比，2010 年全国血脂异常的知晓率和治疗率已升至 10.93% 和 6.84%，但是仍处于较低水平。

### 二、血脂水平与相关疾病

有研究显示血脂异常的危险因素包括：男性、年龄的增加、体重指数升高、腹围增加、舒张压增加、血糖增加、高胆固醇饮食等。

在一项研究中，非条件 Logistic 回归分析显示，血脂异常、总胆固醇升高、高密度脂蛋白胆固醇降低、低密度脂蛋白胆固醇升高和甘油三酯升高与高血压呈显著相关，并且总胆固醇、低密度脂蛋白胆固醇、甘油三酯每增加一个标准差和高密度脂蛋白胆固醇每降低一个标准差，高血压患病风险分别增加 23%、20%、55% 和 6%。还有研究显示非高密度脂蛋白胆固醇是指除高密度脂蛋白以外其他脂蛋白中含有的胆固醇的总和。在 Cox 回归分析显示，在调整多种危险因素后，以非高密度脂蛋白胆固醇 <3.37mmol/L（130mg/dl）为参照组，3.37 ~ 4.13mmol/L（130 ~ 159mg/dl）、4.14 ~ 4.91mmol/L（160 ~ 189mg/dl）和 ≥

4.92mmol/L（190mg/dl）组急性冠心病事件、缺血性卒中及缺血性心血管病事件相对危险分别为：1.24、1.78、2.23；1.34、1.38、1.38；和1.37、1.52、1.70。可以看出非高密度脂蛋白胆固醇可增加性冠心病事件、缺血性卒中和缺血性心血管病事件的发病危险。动脉粥样硬化性心血管疾病（ASCVD）的第1位危险因素，主要是升高的低密度脂蛋白胆固醇和非高密度脂蛋白胆固醇。基于Framingham人群为基础的研究显示，在调整了多种危险因素后，发现高密度脂蛋白胆固醇≤1.04mmol/L（40mg/dl）和总胆固醇/高密度脂蛋白的比值≥5会增加缺血性卒中的风险，其中风险比分别为1.59和1.47。

## 三、血脂水平的控制状况

### 1. 社区人群调查

2004年对34~74岁年龄组的人群进行了血脂情况的调查，高胆固醇知晓率（总胆固醇≥6.22mmol/L），男性和女性分别为21.3%和18.1%；治疗率男性和女性分别为14.0%和11.6%；控制率男性和女性分别为11.3%和9.5%。2012年同样在全国范围内对20岁以上人群进行了血脂情况调查，结果显示对高胆固醇知晓率（总胆固醇≥6.22mmol/L），男性和女性分别为27.6%和20.7%；治疗率男性和女性分别为21.4%和14.0%；控制率男性和女性分别为18.3%和3.3%。可以看出我国人群对血脂异常的知晓率、治疗率和控制率虽有所提高，但是仍处于较低水平。

2010年李剑虹等人对全国血脂异常的调查结果显示，我国成年人血脂异常知晓率为10.93%，治疗率为6.84%，控制率为3.53%，而且，均为女性高于男性。可以看出我国血脂异常的知晓率、治疗率和控制率仍处于较低水平，而且文中也指出低龄、农村和西部地区情况尤为不乐观。

### 2. 医院患者调查

2010年4月至2011年3月国内6家大型心血管中心门诊和住院冠心病患者中，接受降脂治疗6周及以上的2436名患者纳入研究。研究结果显示有96.7%的患者接受了他汀类药物的治疗。有67%的患者达到了低密度脂蛋白胆固醇<2.60mmol/L（100mg/dl）的目标，而达到<1.82mmol/L（70mg/dl）的只有38%。在低密度脂蛋白胆固醇≤2.60mmol/L（100mg/dl）的患者中，有38%使用阿托伐他汀（平均剂量24mg/d），22%使用辛伐他汀（平均剂量30mg/d）；达到低密度脂蛋白胆固醇<70mg/dl的患者中，22%使用了阿托伐他汀（平均剂量28mg/d），10%使用辛伐他汀（平均剂量35mg/d）。在低密度脂蛋白胆固醇≤2.60mmol/L（100mg/dl）和1.82mmol/L（70mg/dl）的患者中，分别有不到1%和0.2%的患者选择了联合降脂治疗。就非高密度脂蛋白胆固醇而言，只有66%

的患者达到了<3.38mmol/L（130mg/dl）的目标值，只有40%的患者达到了更高的要求<2.6mmol/L（100mg/dl）。而且文中也提到即使在治疗的情况下，也有超过10%的患者有甘油三酯水平升高和高密度脂蛋白胆固醇水平下降的情况。在本次研究中发现联合降脂的方法应用较少，可能在未来冠心病患者降脂管理方面有较大应用空间。

另有一项研究于2011年3月至12月收集了19个省84家医院的12040名患者，该研究被认为是一个高危队列，其中有超过50%的患者伴随有高血压，37.5%有冠心病，超过30%的患者有外周动脉疾病。其中有39%研究对象进行了降脂治疗，但是低密度脂蛋白胆固醇的达标率较低，为25.8%，尤其是女性和体重指数增高者（体重指数≥30）的达标率更低，分别为22.2%和17.4%。

从上述两个层面可以看出，无论是社区人群还是医院患者血脂异常的控制情况都不容乐观。

## 四、血脂水平的控制策略

其中0级和一级预防的核心则是强调改变不健康的生活或行为方式；二级预防应使用他汀为主的调脂药物，同时改变生活方式或行为。血脂异常的干预目标仍选择低密度脂蛋白胆固醇，其中一级预防低密度脂蛋白胆固醇的理想目标为2.6mmol/L（100mg/dl），二级预防理想目标为1.8mmol/L（70mg/dl）。

### 1. 健康教育

对于血脂异常预防，应在社区、学校和一些机关单位开展健康教育，使人们对其有进一步的了解。

### 2. 饮食疗法：合理膳食

平衡膳食、控制膳食脂肪和胆固醇摄入为主要手段之一。脂肪摄入比例应只占总热量的15%~30%，减少食物中胆固醇的摄入量，每日控制在300mg内；同时，应提倡低碳水化合物饮食。研究指出，低碳水化合物饮食有利于肥胖者改善代谢，降低甘油三酯，提升高密度脂蛋白胆固醇。同时建议饮食增加蔬菜和水果的，因其中含有丰富的营养、低热量和高纤维素。在此，还要说明一下蔬菜不宜过度烹调，而且蔬菜汁、水果汁中的纤维素含量要明显低于新鲜的果蔬。此外，美国心脏协会建议至少有一半主食为全谷物，多吃鱼，尤其是富含多不饱和脂肪酸的鱼类，至少每周2次。

### 3. 控制体重，加强运动

在平衡饮食的同时，还要加强体育运动，这样可以促进体内脂肪的消耗，同时运动过程中血流速度加快，减少胆固醇沉积血管壁的可能性。有研究指出，每周进行2~3次有氧运动训练，体重指数明显下降，极低密度脂蛋白胆固醇降低

50%。运动时要根据所处的环境、自己的身体状况进行适当的调整。

### 4．积极治疗血脂异常

药物治疗中，他汀类药物是当前防治高胆固醇血症和动脉粥样硬化性疾病非常重要的药物，可以显著降低总胆固醇和低密度脂蛋白胆固醇，也能降低甘油三酯和轻度升高高密度脂蛋白胆固醇；贝特类则能降低血浆甘油三酯和提高高密度脂蛋白胆固醇。有时为了提高血脂达标率，同时降低不良反应的发生率，可采用不同调脂药的联合使用。

（王增武　董　莹）

# 血脂异常危险因素的研究进展

血脂异常是血液脂质代谢异常的简称，主要指血浆中总胆固醇和甘油三酯水平过高以及高密度脂蛋白胆固醇水平过低。关于血脂异常的认识是随着对心血管疾病的深入研究和诊断技术的发展而逐渐深入，血脂异常的概念也不断更新，对血脂异常的描述更为全面、准确。随着人民生活水平的提高，血脂异常的患病率呈逐年增加的趋势。流行病学研究证实，血清总胆固醇、甘油三酯及低密度脂蛋白胆固醇水平的升高及高密度脂蛋白胆固醇下降到临界水平时，如果加以预防与治疗，血脂异常情况可得到改善，相反则进一步加重。血脂异常的危害性较大，发病率高，趋向年轻化，且控制率低；此外，血脂异常发病隐匿，早期无明显症状，常以冠心病、脑梗死等严重心血管疾病为表现，可导致不良后果。在我国，目前心脑血管疾病的发病率和死亡率已位居第 1 或第 2 位。在动脉硬化和心脏病的预防与治疗中，调整血脂水平已成为减少心血管疾病发病率的最有效预防措施。

## 一、年龄及性别

与诸多其他慢性非传染性疾病一样，血脂异常的发病率具有随着年龄的增大而增高的现象。许多单因素和多因素研究结果均表明，年龄是血脂异常的危险因素，即年龄本身可使血浆胆固醇增高 0.78mmol/L（30mg/dl）左右。老年人中对血脂代谢至关重要的低密度脂蛋白受体活性减退，分解代谢率降低，血脂异常的发病率随之增高。美国脂类研究中心的研究结果表明，成年男性和未服用激素的妇女高密度脂蛋白与胆固醇比值均随年龄增长而降低。据报道，人群中男性的血脂异常患病率普遍高于女性，不同年龄段中男女性的血脂水平变化具有不同的特征。成年女性总胆固醇水平在 40 岁前低于男性，50 岁后（从绝经期开始）逐渐升高，且明显超过男性，男性及女性血浆甘油三酯水平均随着年龄增加而上升，而且女性绝经后增加尤为明显，由此认为女性的血脂水平变化特点为其内源性和外源性激素作用的结果。

## 二、吸烟及饮酒

研究证实，吸烟可升高总胆固醇、低密度脂蛋白胆固醇和甘油三酯水平，降低高密度脂蛋白胆固醇水平，提高血小板凝集性和纤维蛋白原，从而促进动脉粥样硬化的发生。戒烟可使循环血高密度脂蛋白胆固醇水平升高，低密度脂蛋白胆固醇水平降低。另有研究结果表明，控制年龄、性别、体重指数（body mass index，BMI）及营养素摄入量等因素后，被动吸烟组人群血浆中高密度脂蛋白胆固醇水平低于对照组，提示被动吸烟可降低血浆中高密度脂蛋白胆固醇水平。女性吸烟者上述反应更为明显，而且吸烟可对抗雌激素的作用，使绝经期提前。过量饮酒可导致血脂异常，主要原因为肝脏分泌极低密度脂蛋白胆固醇水平增高，其次为血浆中富含甘油三酯的脂蛋白消除能力降低。乙醇的早期变化是使线粒体的脂肪酸氧化，乙醛和氧化产物对线粒体产生损害。为抵消有害脂肪酸的作用，微粒体的一些代偿性的变化导致甘油三酯合成增加，其中部分分泌入血浆，部分沉积在肝脏，导致血浆中甘油三酯水平上升。乙醇可升高体内脂质的合成率，降低氧化脂肪酸的比例，并增高酯化脂肪酸的比例。此外，乙醇还可降低脂蛋白酯酶的活性，使甘油三酯分解代谢减慢。据报道，在控制年龄因素的基础上，吸烟对血脂异常的比（odds ratio，OR）值为3.915（95%CI：1.363~11.244），酗酒对血脂异常的比值为2.893（95%CI：1.152~7.282），而吸烟同时酗酒者对血脂异常的比值为4.309（95%CI：1.631~11.392），提示两者之间有协同作用，吸烟且同时酗酒者更易发生血脂异常。

### 三、超重或肥胖、高血压及高血糖

国内外的诸多研究结果表明，肥胖是血脂异常的危险因素，并认为中心型肥胖者的血脂异常患病率明显高于外周型肥胖者，腹部脂肪堆积与血脂异常密切相关。一般认为，体重增加可使人体胆固醇升高。超重或肥胖者血清总胆固醇、甘油三酯、低密度脂蛋白胆固醇及载脂蛋白B（apo B）的水平升高，高密度脂蛋白胆固醇水平降低。其机制包括肥胖促进肝脏输出含载脂蛋白B的脂蛋白，继而使低密度脂蛋白胆固醇生成增加；肥胖使全身的胆固醇合成增加，引起肝内胆固醇池扩大，因而抑制低密度脂蛋白受体的合成；肥胖者常会产生胰岛素耐药性，进而影响血脂代谢。肥胖、糖尿病、高血压、血脂异常和冠心病是相互联系、互为因果的5种疾病，西方一些国家称这组疾病为X综合征，或称胰岛素抵抗综合征。

Alam等报道，2型糖尿病合并高血压者的总胆固醇、低密度脂蛋白胆固醇水平明显高于单纯2型糖尿病患者和正常对照组人群。研究发现，血压、血糖、体重指数和腰围与臀围比值与总胆固醇、甘油三酯及低密度脂蛋白胆固醇呈明显正相关，总胆固醇、甘油三酯、低密度脂蛋白胆固醇异常组的收缩压、舒张压、体重指数水平及腰围与臀围比值明显高于正常组，这进一步验证了上述观点，同时说明高血压、高血糖、超重和肥胖是影响血脂水平的重要危险因素。据报道，排除年龄因素后，无论是高胆固醇血症还是高甘油三酯血症均与饮食结构、超重肥胖及生活方式（运动等）有关，其中高甘油三酯血症与血糖水平有着密切的联系。研究发现，血糖及血压水平及体重指数、腰围与臀围比值直接影响血脂水平，而血脂水平也直接影响血压及血糖水平。

## 四、生活习惯

习惯于静坐的人的血浆甘油三酯水平高于坚持体育锻炼者。无论是长期或短期体育锻炼均可降低血浆甘油三酯水平。锻炼尚可升高脂蛋白脂酶活性，升高高密度脂蛋白特别是高密度脂蛋白-2 的水平，并降低肝脂酶活性，长期坚持体育锻炼还可使外源性甘油三酯从血浆中的清除增多。Mahajan 等用队列研究的方法研究了练习瑜伽对脂蛋白的影响，结果发现 14 周后，总胆固醇、甘油三酯、低密度脂蛋白胆固醇水平均下降。有学者以 RT-PCR 技术测定并分析高脂高胆固醇膳食和有氧运动干预对高胆固醇血症大鼠肝脏卵磷脂胆固醇酯酰转移酶（LCAT）和载脂蛋白 AI（apo AI）及载脂蛋白 B 基因表达的影响，发现有氧运动可在转录水平纠正高脂高胆固醇负荷，下调大鼠肝脏卵磷脂胆固醇酰基转移酶和载脂蛋白 AI mRNA 表达的作用，并且在实施运动干预时卵磷脂胆固醇酯酰转移酶的表达与血清高密度脂蛋白胆固醇存在明显相关性，而对载脂蛋白 B 的 mRNA 则无影响。有氧运动可显著改善高脂膳食所引起的脂质代谢紊乱，有氧运动组大鼠的血总胆固醇、低密度脂蛋白、高密度脂蛋白、甘油三酯和载脂蛋白 B 水平均明显低于高脂饲料组，血浆载脂蛋白 AI 水平明显高于高脂饲料组。

## 五、遗传因素

血脂异常是多基因遗传性疾病，脂蛋白的代谢主要受载脂蛋白、脂蛋白受体及脂蛋白代谢酶的影响，这三者的基因多样性构成了血脂异常的物质基础。血脂谱水平作为一类多基因性状受遗传及环境因素的共同影响，正常人群血脂谱水平的遗传变异来自与脂代谢有关基因的结构和（或）功能的变异。脂蛋白相关基因的结构变异可能引起基因功能改变，从而影响到脂蛋白的合成和代谢，可能导致血脂谱水平的异常。大多数发生在儿童和青少年时期的血浆胆固醇水平升高是由于多基因性缺陷所致，这些患者的父母及同胞的血浆胆固醇水平与同年龄的对照者相比稍有升高。基于这一理论，从 20 世纪 80 年代中期开始，国外学者对脂蛋白相关基因的限制性片段长度多态性（RFLP）及其与血脂谱水平变异的关系进行了大量的研究。到目前为止，已有包括载脂蛋白 A I -C Ⅲ A Ⅳ（apo A I -C Ⅲ -A Ⅳ）、载脂蛋白 B、载脂蛋白 E 及低密度脂蛋白受体及胆固醇酯转移蛋白等基因在内的数十种 RFLP 被陆续报道，其中一些 RFLP 与血脂谱水平变异有关。进入 20 世纪 90 年代以来，随着 PCR-RFLP 技术的出现，使得脂蛋白相关基因的 RFLP 检测更为容易，为大规模开展这方面的研究创造了技术条件。

（许梅花 方今女）

# 第 二 章

# 血脂异常的检出与评估

## 血脂代谢的基础知识

血脂主要是指血液中的胆固醇和甘油三酯。由于胆固醇和甘油三酯都不溶于水，在血液中不是以游离的形式存在，而是与特殊的蛋白质即载脂蛋白结合形成脂蛋白，这样血脂才能被运输至组织进行代谢。所以，要了解血脂的基础知识，就必须清楚血浆脂蛋白代谢的基本过程。

### 一、脂类的结构与功能

#### 1. 胆固醇

胆固醇最早由动物胆石中分离出来，是具有羟基的固醇类化合物。所有固醇（包括胆固醇）均具有环戊烷多氢菲的共同结构。在人体内，胆固醇主要以游离胆固醇及胆固醇酯形式存在。胆固醇具有下列生理功能：①构成细胞膜结构成分；②合成类固醇激素；③合成胆汁酸。

#### 2. 甘油三酯

甘油三酯是甘油分子中的三个羟基被脂肪酸酯化而形成的，国际命名委员会建议使用名称为三酯酰甘油（triacylglycerol，TG），但由于人们已习惯简洁通俗的名称，故仍保留沿用甘油三酯。甘油三酯具有下列生理功能：①供能和储能；②作为结构脂质的基本构件；③参与机体物质和能量代谢。

### 二、脂蛋白结构及其代谢

应用超速离心方法，可将血浆脂蛋白分为：乳糜微粒（chylomicron，CM）、极低密度脂蛋白（very low-density lipoprotein，VLDL）、中间密度脂蛋白（intermediate-density lipoprotein，IDL）、低密度脂蛋白（low-density lipoprotein，LDL）和高密度脂蛋白（high-density lipoprotein，HDL），在临床上以低密度脂蛋白和高密度脂蛋白最为重要。各类脂蛋白的主要成分、来源和功能列于表 2.1。

表 2.1　脂蛋白的特性及功能

| 分类 | 主要脂质 | 主要载脂蛋白 | 来源 | 功能 |
|---|---|---|---|---|
| 乳糜微粒（CM） | 甘油三酯 | $B_{48}$、A I、A II | 小肠合成 | 将食物中的甘油三酯和胆固醇从小肠转运至其他组织 |
| CM 残粒 | 甘油三酯、胆固醇 | $B_{48}$、A II、E | CM 中 TG 经脂酶水解后形成 | 将胆固醇释放至肝脏，可能有致动脉粥样硬化作用 |
| 极低密度脂蛋白（VLDL） | 甘油三酯 | $B_{100}$、E、Cs | 肝脏合成 | 转运甘油三酯至外周组织，经脂酶水解后释放游离脂肪酸 |
| 中间密度脂蛋白（IDL） | 甘油三酯、胆固醇 | $B_{100}$、E | VLDL 中 TG 经脂酶水解后形成 | 属 LDL 前体，部分经肝脏摄取，具有致动脉粥样硬化作用 |
| 低密度脂蛋白（LDL） | 胆固醇 | $B_{100}$ | VLDL 和 IDL 中 TG 经脂酶水解后形成 | 胆固醇的主要载体，经 LDL 受体介导摄取而被组织利用，致动脉粥样硬化作用最强，与冠心病直接相关 |
| 高密度脂蛋白（HDL） | 磷脂、胆固醇 | A I、A II、Cs | 肝脏和小肠合成，CM 和 VLDL 脂解后表面物衍生 | 促进胆固醇从外周组织移去，转运胆固醇至肝脏或其他组织再分布，具有抗动脉粥样硬化作用，高密度脂蛋白胆固醇与冠心病呈负相关 |

### 1. 乳糜微粒

乳糜微粒是血浆中颗粒最大的脂蛋白，含甘油三酯近 90%，因而其密度也最低。正常人空腹 12 小时后采血时，血浆中无乳糜微粒。餐后以及某些病理状态下血浆中含有大量的乳糜微粒时，因其颗粒大能使光发生散射，血浆外观混浊。将含有乳糜微粒的血浆放在 4℃静置过夜，乳糜微粒会自动漂浮到血浆表面，形成一层"奶酪"，这是检查有无乳糜微粒存在最简单而又实用的方法。

乳糜微粒是在十二指肠和空肠的黏膜细胞内合成。乳糜微粒残粒是由肝脏中的低密度脂蛋白受体相关蛋白或载脂蛋白 E 受体（亦称之残粒受体）和低密度脂蛋白受体分解代谢。载脂蛋白 E 介导乳糜微粒残粒经由肝细胞残粒受体摄取，乳糜微粒在血液循环中很快被清除，半寿期小于 1 小时。由于载脂蛋白 $B_{48}$ 始终存在于乳糜微粒中，所以载脂蛋白 $B_{48}$ 可视为乳糜微粒及其残粒的标志，以便与肝脏来源的极低密度脂蛋白（含载脂蛋白 $B_{100}$）相区别。

### 2. 极低密度脂蛋白

极低密度脂蛋白中甘油三酯含量仍然很丰富，约占 55%，胆固醇含量为 20%，磷脂含量为 15%，蛋白质含量约为 10%。由于乳糜微粒和极低密度脂蛋白中都是以甘油三酯为主，所以这两类脂蛋白统称为富含甘油三酯的脂蛋白（TRL）。在没有乳糜微粒存在的血浆中，其甘油三酯的水平主要反映极低密度脂蛋白的多少。由于极低密度脂蛋白分子比乳糜微粒小，空腹 12 小时的血浆是清亮透明的，当空腹血浆甘油三酯水平 >3.3mmol/L（300mg/dl）时，血浆才呈乳状光泽直至混浊。

### 3. 低密度脂蛋白

低密度脂蛋白是由极低密度脂蛋白转化而来，低密度脂蛋白中胆固醇的含量（包括胆固醇酯和游离胆固醇）占一半以上。所以，低密度脂蛋白被称为富含胆固醇的脂蛋白。血浆中胆固醇约 70% 是在低密度脂蛋白内，单纯性高胆固醇血症时，血浆胆固醇浓度的升高与血浆中低密度脂蛋白水平是一致的。由于低密度脂蛋白颗粒小，即使血浆中低密度脂蛋白的浓度很高，血浆也不会混浊。低密度脂蛋白中载脂蛋白几乎全部为载脂蛋白 $B_{100}$（占 95% 以上）。

大多数低密度脂蛋白是由肝脏内和肝外的低密度脂蛋白受体进行代谢，占体内低密度脂蛋白代谢的 70%~75%，其余的低密度脂蛋白则经由非特异性、非受体依赖性的途径进行代谢。

### 4. 高密度脂蛋白

高密度脂蛋白颗粒最小，其结构特点是脂质和蛋白质部分几乎各占一半。高密度脂蛋白可经超速离心法、非变性聚丙烯胺梯度凝胶电泳法和免疫亲和层析法等方法进一步分成各亚组分。目前临床上采用较多的是利用超速离心法将高密度脂蛋白颗粒按其密度大小进一步分为高密度脂蛋白-2 和高密度脂蛋白-3 两种亚类。

高密度脂蛋白将胆固醇从周围组织（包括动脉粥样斑块）转运到肝脏进行再循环或以胆酸的形式排泄，这一过程称作胆固醇逆转运。这一过程至少包括三个步骤：①细胞内游离胆固醇外流进入高密度脂蛋白；②高密度脂蛋白中游离胆固醇的酯化；③高密度脂蛋白中胆固醇清除。任何一个步骤发生障碍都可能导致胆固醇逆转运中断，高密度脂蛋白生理功能都会受损。

此外，还有一类脂蛋白称为脂蛋白（a）[Lp（a）]，是 1963 年由北欧的遗传学家 Berg 利用免疫方法发现的一类特殊的脂蛋白。脂蛋白（a）与低密度脂蛋白在结构上的主要区别是多含有一独特的载脂蛋白（a），后者在其他任何脂蛋白中都不存在。由于载脂蛋白（a）的存在，使得脂蛋白（a）具有独特性。已证实载脂蛋白（a）的 cDNA 序列与纤维蛋白溶解酶原的高度同源性（约 80% 同源）。目前有关脂蛋白（a）的合成场所和代谢途径尚不清楚。

### 三、载脂蛋白及其功能

载脂蛋白（apolipoprotein，Apo）是一类能与血浆脂质（主要是指胆固醇、甘油三酯和磷脂）结合的蛋白质，为构成血浆脂蛋白的主要成分。在体内载脂蛋白具有许多重要的生理功能，如作为配基与脂蛋白受体结合、激活多种脂蛋白代谢酶等。现已认识到载脂蛋白不仅对血浆脂蛋白的代谢起着决定性的作用，而且对动脉粥样硬化的发生和发展亦有很大的影响。

**1. 载脂蛋白 A I**

载脂蛋白 A I（Apo A I）主要分布于血浆高密度脂蛋白中，载脂蛋白 A I 的主要生理功能：①高密度脂蛋白的结构蛋白；②作为一种辅助因子，参与激活卵磷脂胆固醇酰基转移酶，使游离胆固醇酯化；③参与胆固醇的逆转运过程。

**2. 载脂蛋白 A Ⅱ**

载脂蛋白 A Ⅱ（Apo A Ⅱ）是人高密度脂蛋白颗粒中第二种主要的载脂蛋白，载脂蛋白 A Ⅱ 的生理功能尚不十分清楚，除了作为高密度脂蛋白的结构成分外，可能还具有抑制卵磷脂胆固醇酰基转移酶活性的作用。亦有人认为，载脂蛋白 A Ⅱ 是肝脂酶的激活因子。

**3. 载脂蛋白 B**

载脂蛋白 B（Apo B）是一类在分子量、免疫性和代谢上具有多态性的蛋白质，载脂蛋白 $B_{100}$ 主要分布于血浆极低密度脂蛋白、中间密度脂蛋白和低密度脂蛋白中，载脂蛋白 B 具有如下功能：①参与极低密度脂蛋白的合成、装配和分泌；②与肝素及不同的糖蛋白结合，可能参与低密度脂蛋白与动脉粥样斑块结合；③是极低密度脂蛋白、中间密度脂蛋白和低密度脂蛋白的结构蛋白，参与脂质转运；④是介导低密度脂蛋白与相应受体结合必不可少的配体。

**4. 载脂蛋白 C Ⅱ**

载脂蛋白 C Ⅱ（Apo C Ⅱ）是乳糜微粒、极低密度脂蛋白和高密度脂蛋白的结构蛋白之一，载脂蛋白 C Ⅱ 具有下列生理功能：①是脂蛋白脂酶（lipoprotein lipase，LPL）不可缺少的激活剂，载脂蛋白 C Ⅱ 缺乏时，脂蛋白脂酶活性极低，甘油三酯水解障碍，血浆甘油三酯水平明显升高；②具有抑制肝脏对乳糜微粒和极低密度脂蛋白摄取的作用。

### 5. 载脂蛋白 E

载脂蛋白 E（Apo E）是一个含有 299 个氨基酸结合有磷脂的糖蛋白。载脂蛋白 E 可以在各种组织中合成，但以肝脏为主。载脂蛋白 E 的浓度与血浆甘油三酯含量呈正相关。载脂蛋白 E 的生理功能：①组成脂蛋白，是乳糜微粒、极低密度脂蛋白、中间密度脂蛋白和部分高密度脂蛋白的结构蛋白；②作为配体与低密度脂蛋白受体和载脂蛋白 E 受体结合；③具有某种免疫调节作用；④参与神经细胞的修复。

（赵水平）

# 动脉粥样硬化发生机制

动脉粥样硬化是指在动脉及其分支的动脉壁内膜及内膜下有脂质沉着（主要是胆固醇及胆固醇酯），同时伴有中层平滑肌细胞移行至内膜下增生，使内膜增厚，形成黄色或灰黄色状如粥样物质的斑块。

动脉粥样硬化是危害人类健康的主要疾病之一，其不仅对心脑血管有损害，可累及全身的各个器官，已成为多种中老年常见病的基础病变。动脉粥样硬化最常累及心、脑、肾，且与糖尿病、高血压等疾病高度相关。动脉粥样硬化是多种脑血管事件的病理基础，与颅内动脉瘤、慢性缺血性脑病的发生发展关系密切。脑部血管状况也一定程度地影响着颅脑手术的成功及术后恢复。

动脉粥样硬化经历以下几个阶段：

Ⅰ期：首先在动脉内膜出现略为隆起的含有脂质小滴的结缔组织所形成的黄色条纹。

Ⅱ期：由于脂质（磷脂、脂蛋白、胆固醇）的不断沉积，条纹增大，变软形成斑块。

Ⅲ期：斑块表面纤维变化，呈灰色或珍珠白色，内部隆起的内膜增厚，而内部的蛋白质常常含有胆固醇结晶，斑块发展进入中层。

Ⅳ期：斑块表面坏变脱落，形成粥样硬化溃疡，有钙盐沉着及血栓形成，导致血管阻塞，机体器官缺血，发生功能障碍。

## 一、动脉粥样硬化的发生发展机制

动脉壁内皮损伤及脂质的沉积是目前公认的动脉粥样硬化始动因素，其基本过程如下：血管内皮细胞受某些因素如高血压、高脂血症等的刺激发生损伤后，发生功能改变和渗透性增高。血液中的脂质在内皮下沉积，随后单核细胞黏附在内皮细胞损伤处进入内皮下，吞噬脂质成为泡沫细胞，形成脂肪斑。血小板也逐渐聚集并黏附于内皮的损伤处。吞噬细胞、内皮细胞及黏附于内皮细胞损伤处的血小板释放生长因子刺激平滑肌细胞进入内膜，增生并合成胶原纤维，脂肪斑演变成纤维斑块。此时脂质进一步沉积，沉积的脂质进一步加重吞噬细胞的黏附、血小板的聚集和炎性反应因子的释放。随着这一过程的发展，脂质不断沉积，多种炎性细胞逐渐浸润，纤维帽渐渐变薄，慢慢演变为不稳定斑块。以不稳定斑块的裂缝、糜烂或破裂为基础形成血栓，最终导致严重心脑血管损害。

上述过程各阶段的演变机制十分复杂且相互交织，人们对其的研究已有百余年的历史。有关学说甚多，较早的有脂质浸润学说、血栓源学说、血流动力学学说、中层平滑肌细胞增生学说、内膜损伤学说及受体学说等。近年来随着有关学科及研究手段的不断发展，国内外学者对动脉粥样硬化的发病机制有了更加深入的了解，从感染、炎性反应及免疫等多个角度对动脉粥样硬化的发病机制进行阐述，产生了多个新的学说。其中，炎性反应学说对动脉粥样硬化的发生、发展过程解释得较为全面。

Ross R 及 Libby P 的炎性反应学说认为，某些脂类如溶血磷脂、胆固醇等作为信号分子，与细胞的受体结合后可激活基因表达，生成许多促进炎性反应的细胞因子。例如，内皮细胞表达许多黏附分子及趋化因子［如人血管内皮细胞黏附分子-1（vascular cell adhesion molecule-1，VCAM-1）及单核细胞趋化蛋白-1（monocyte chemotactic protein-1，MCP-1）等］使血流中的单核细胞、T 淋巴细胞黏附于受损内皮表面并进入内皮下，单核细胞在巨噬细胞集落刺激因子（macrophage colony-stimulating factor，M-CSF）作用下分化成巨噬细胞，单核-吞噬细胞及 T 淋巴细胞是主要的炎性反应细胞。Yehuda S 等报道，给大鼠注射人低密度脂蛋白后 4 小时，低密度脂蛋白胆固醇即出现、积聚于主动脉内，6～12 小时可检出氧化型低密度脂蛋白，12～24 小时可检出内皮细胞表达黏附分子。巨噬细胞浸润至内皮下，被认为是为了清除积聚在血管内皮下的氧化型低密度脂蛋白。而后巨噬细胞分泌的血小板源性生长因子（platelet-derived growth factor，PDGF）使平滑肌细胞迁移至血管表面，成纤维细胞生长因子-β（fibroblast growth factor-β，FGF-β）、肿瘤坏死因子-α（tumor necrosis factor-α，TNF-α）、表皮生长因子（epidermal growth factor，EGF）等则使平滑肌细胞转变为成纤维细胞表型，然后分泌各种纤维，在脂类核心表面构成纤维帽。动脉粥样硬化（atherosclerosis，AS）发展为进展型或成熟型斑块，这种慢性炎性反应可延续很多年而不出现临床症状。同时巨噬细胞还能诱导平滑肌细胞凋亡、分泌各种基质金属蛋白酶（matrix metallo proteinase，MMP）以及组织蛋白酶 S、K 等降解纤维帽。T 淋巴细胞通过分泌腺直接抑制平滑肌细胞合成胶原蛋白，并刺激巨噬细胞表达基质金属蛋白酶、组织蛋白酶 S、K，结果纤维帽变薄，最终形成不稳定斑块发生破裂。

不稳定斑块的特点是纤维帽薄，脂质核心面积较大，多种炎性细胞浸润，易于破裂，并在此基础上形成血栓，最终导致严重心脑血管损害。因此如何延缓甚至逆转不稳定斑块的形成并增加动脉硬化斑块的稳定性成为心脑血管事件二、三级预防的关键。

血脂异常作为动脉粥样硬化的始动因素一直是相关研究的热点。流行病学资料提示，血清胆固醇水平的升高与动脉粥样硬化的发生呈正相关。随着对脂蛋白研究的深入，人们发现主要是低密度脂蛋白胆固醇水平与动脉粥样硬化的发生呈正相关，其机制是低密度脂蛋白可以通过载脂蛋白 $B_{100}$ 与细胞外基质相互作用沉积在动脉内膜下形成粥样硬化斑块。而高密度脂蛋白中的胆固醇高密度脂蛋白胆固醇是将胆固醇逆向运输至肝脏处理，可降低机体胆固醇水平，从而抵抗动脉粥样硬化。进一步的研究显示高密度脂蛋白还具有抗氧化和抗炎作用。脂质被组织代谢过程中产生的氧自由基氧化形成氧化型低密度脂蛋白（oxidation low-density lipoprotein，Ox-LD），而氧化型低密度脂蛋白可以：①刺激平滑肌细胞表达基质金属蛋白酶并促进细胞凋亡；②刺激单核细胞活化，形成吞噬细胞；分泌基质金属蛋白酶及多种组织因子；③刺激内皮细胞上调多种生长因子、黏附分子（VCAM-1 和 ICAM-1 以及 PDGFA 链和 B 链）及单胺氧化酶 2 的表达，减少内皮源性一氧化氮（eNO）的产生。氧化型低密度脂蛋白被认为是引起炎性反应形成动脉粥样硬化的关键物质。

正常血管内皮相对于血液成分是一个非黏附性屏障，它们不单是覆盖在血管腔表面保护血管平滑肌细胞（smooth muscle cells，SMC）的屏障，而且是人体最大的内分泌、旁分泌、自分泌器官和效应器官，是一个十分活跃的代谢及内分泌库，还是许多心血管酶激活或失活的部位，几乎所有组织都受其影响和调节，是动脉粥样硬化的第一道防线。内皮功能的损伤是发生动脉粥样硬化的必备条件，内皮细胞功能的损伤是动脉粥样硬化形成早期的始动环节。脂蛋白参与细胞黏附及诱导黏附分子表达，从而引起炎性反应细胞在内膜下的浸润，最终引起动脉粥样硬化。黏附因子特别是血管细胞黏附分子及细胞间黏附分子-1，是近几年一个值得探讨的新课题。

## 二、血管内皮细胞黏附分子-1 与动脉粥样硬化

细胞黏附分子是一类调节细胞与细胞、细胞与细胞外基质之间相互结合、起黏附作用的细胞表面跨膜糖蛋白。根据其编码基因结构同源性及产物的功能特点，可将其归纳为 6 个家族：整合素家族（integrin family）、选择素家族（selectin family）、免疫球蛋白超家族（immunoglobulin super-family，IgSF）、钙依赖黏附素家族（Ca$^{2+}$-dependent cell adhesion molecule family）、血管附着素家族（vascular addressin family）及 CD44 等黏附分子所属的尚未分类的家族。在这 6 个家族中，免疫球蛋白超家族成员中血管细胞黏附分子-1（VCAM-1）和细胞间黏附分子-1（intercellular adhesion molecule-1，ICAM-1）是研究最多的与动脉粥样硬化相关的黏附分子。

血管细胞黏附分子-1（CD106）于 1989 年克隆成功。其结构上含有 6 个或 7个免疫球蛋白样功能区，分布于内皮细胞、上皮细胞、树突状细胞、巨噬细胞，

配体为 B1 整合素 VLA-4（very late antigen-4）。VLA-4 可与 VCAM-1 的 7 个 Ig 样结构区的 1 区和 4 区结合。VLA-4 主要表达在大多数单个核细胞上，包括嗜酸性粒细胞、淋巴细胞、单核细胞和嗜碱性粒细胞上，不表达于中性粒细胞，因此血管细胞黏附分子-1 选择性地促进单个核细胞如单核细胞、淋巴细胞与内皮细胞黏附的作用。

Cybulsky M 等于 1991 年首次在 Watanable 遗传性高脂血症兔早期 AS 病变脂纹中的内皮细胞检出血管细胞黏附分子-1 免疫活性。1 年后，O'Brien K 等和 Davies M 等均证实在人动脉粥样硬化病变组织中平滑肌细胞、内皮细胞、巨噬细胞表达血管细胞黏附分子-1。O'Brien K 等人又研究了血管细胞黏附分子-1 和细胞间黏附分子-1 在动脉粥样斑块中不同部位的分布情况及其同该部位白细胞含量之间的关系，发现在粥样斑块的新生血管中血管细胞黏附分子-1 和细胞间黏附分子-1 表达高于其在动脉腔内皮细胞表达的 2 倍，内膜斑块中增加的巨噬细胞密度与血管细胞黏附分子-1 和细胞间黏附分子-1 在新生血管及非内皮细胞表达明显相关。此后，有人在 13 例因腹主动脉硬化而手术的病人中观察了动脉壁血管细胞黏附分子-1 和细胞间黏附分子-1 的表达，发现在内皮细胞、内膜及基质均有血管细胞黏附分子-1 和细胞间黏附分子-1 的表达，动脉粥样硬化越严重，表达量越多，由此指出动脉粥样硬化早期内皮细胞释放血管细胞黏附分子-1 和细胞间黏附分子-1，它们促使单核细胞向动脉壁的迁移，在动脉粥样硬化的发生、发展中起到了至关重要的作用。Shima Y 等人对载脂蛋白 E 基因敲除鼠的主动脉内膜进行研究，结果显示，基因敲除鼠的动脉硬化病变与人类相似，对照组免疫组化染色可见主动脉壁少量血管细胞黏附分子-1 和细胞间黏附分子-1 表达，且表达仅局限在动脉血流易发生变化部位。相反，基因敲除组血管细胞黏附分子-1 和细胞间黏附分子-1 在弥漫的动脉硬化病灶中大量表达，这种表达和血清胆固醇的浓度相关。有研究发现在高胆固醇饮食 4 个月建立的兔动脉硬化模型中，可见主动脉壁血管细胞黏附分子-1 的高表达；此后，15 只兔中 5 只继续高脂饲养，另外 10 只改为正常饲料，16 个月后正常饲料组血脂下降，血管细胞黏附分子-1 也随之下降，单核细胞趋化蛋白-1 也下降，一氧化氮（NO）升高。近几年国内外陆续出现了一些血管细胞黏附分子-1 和细胞间黏附分子-1 与动脉粥样硬化有关疾病的临床报道。如急性冠状动脉综合征、脑血管疾病与血管细胞黏附分子-1 和细胞间黏附分子-1 关系的临床观察，大部分仅观察血管细胞黏附分子-1 和细胞间黏附分子-1 单一指标在血清中的表达。这些研究发现在不稳定型心绞痛、急性心肌梗死以及卒中病人血清中，血管细胞黏附分子-1、细胞间黏附分子-1 及 C-反应蛋白高于对照组。随着病情的稳定，这些指标逐渐下降。稳定型心绞痛病人血清中血管细胞黏附分子-1 和细胞间黏附分子-1 的水平多数接近正常，认为高敏 C 反应蛋白、金属蛋白酶-9 与黏附分子共同参与了动脉的炎性反应过程。由此可见，基础和临床研究均认为血管细胞黏附分子-1 和细胞间黏附分子-1 与动脉粥样硬化的关系非常密切。

血浆脂质和脂蛋白沉积于内皮下，单核细胞黏附于血管内皮细胞并迁入内皮、摄取脂质转化为泡沫细胞是动脉粥样硬化形成的早期事件。在动脉粥样硬化形成过程中，内皮损伤成为促发炎性反应的始动环节。在物理（血流剪切力、牵拉、痉挛、缺氧）及化学（氧化型低密度脂蛋白、自由基、炎性反应因子及感染）等因素刺激下，内皮细胞活化释放多种细胞因子并表达大量黏附分子，这些活性分子使单核细胞黏附于内皮细胞上的数量增多，并趋化迁移至内膜下成为巨噬细胞，通过清道夫受体吞噬氧化修饰的低密度脂蛋白，转变为泡沫细胞参与形成粥样斑块。动脉粥样硬化病变的主要细胞构成是巨噬细胞、平滑肌细胞及 T 淋巴细胞，血源性巨噬细胞通过内皮广泛浸润于动脉内膜是动脉粥样硬化病变进展活动期的一个特征。

目前的研究认为血管细胞黏附分子-1 和细胞间黏附分子-1 介导的免疫过程在动脉粥样硬化发生中起了极其重要的作用。在病变形成早期他们主要是促进单核细胞向内皮黏附、迁移，在病变进展期促进已迁入病灶的单核细胞滚动、T 淋巴细胞的激活，并增加其他细胞与细胞间的相互作用。

黏附分子介导的黏附过程，首先是选择素减慢血流中的白细胞，并使其滚动到血管内皮表面，然后是整合素和 IgSF 促进白细胞黏附到血管壁，并使其进入内皮。黏附分子在内皮细胞的表达涉及单核细胞、淋巴细胞向内皮的黏附及迁移，而平滑肌细胞和巨噬细胞表达黏附分子可能有助于 T 淋巴细胞识别抗原。黏附分子在静息的白细胞、内皮细胞上呈低水平表达。在炎性反应等病理条件下，血管细胞黏附分子-1 和细胞间黏附分子-1 大量表达在血管内皮上。在 IL-1、IL-6、TNF-α、IFN-y 等炎性反应细胞因子作用下，黏附分子在许多类型的细胞（如白细胞、内皮细胞、角化细胞、上皮细胞和成纤维细胞）上的表达迅速上调。大多数研究表明，细胞因子（IL-1、IL-6、TNF-α、IFN-γ）及内毒素、脂多糖（LPS）等诱导血管细胞黏附分子-1 和细胞间黏附分子-1 在内皮细胞和平滑肌细胞上表达，部分呈时间浓度依赖性。另有发现，TNF-α 和 IL4 通过不同的细胞因子激活机制对血管细胞黏附分子-1 在内皮细胞和平滑肌细胞表达增加产生协同作用，即在内皮细胞，TNF-α 增加血管细胞黏附分子-1 基因转录，IL-4 增加血管细胞黏附分子-1mRNA 的稳定性。而在平滑肌细胞，则是 IL-4 刺激血管细胞黏附分子-1 基因转录，单独的 TNF-α 几乎没有任何作用。

从目前的研究看，黏附分子可看作是在静息状态下低水平表达，但能在适当的环境下被快速诱导。单核细胞进入动脉壁的模型是，循环中的单核细胞首先通过其表面黏蛋白样家族中相应配体和内皮细胞上多种选择素成员结合，被松散地"拴"于损伤或活化内皮细胞上。此时单核细胞在内皮细胞表面做短暂滚动，其后在内皮细胞释放的化学趋化因子作用下，单核细胞被活化并增加表面整合素（LFA-1、VLA-4 等）的表达，进而与内皮细胞上免疫球蛋白超家族成员中相应受体（VCAM-1、ICAM-1 等）之间通过稳定结合使单核细胞停止滚动而更持久地黏附于内皮。最后在其他黏附分子如血小板、内皮细胞黏附分子-1（PE-CAM-1）的参与下穿过内皮层，进入内膜下，最终成为单核细胞源性泡沫细胞。因此，黏附分子是动脉粥样硬化这一慢性炎性反应过程始动的关键因素。

（王浩然　于春江）

# 血脂异常的检出与评估

## 一、血脂异常的检出

血脂异常及心血管病的其他危险因素主要是通过临床日常工作来检出，这不限于因心血管病前来就诊的患者，而应该包括前来医院就诊的所有血脂异常和心血管病易患人群。一般人群的常规健康体检也是血脂异常检出的重要途径。为了及时发现和检出血脂异常，建议 20 岁以上的成年人至少每 5 年测量 1 次空腹血脂，包括总胆固醇、低密度脂蛋白胆固醇、高密度脂蛋白胆固醇和甘油三酯测定。对于缺血性心血管病及其高危人群，则应每 3~6 个月测定 1 次血脂。对于因缺血性心血管病住院治疗的患者应在入院时或 24 小时内检测血脂。

血脂检查的重点对象：①已有冠心病、脑血管病或周围动脉粥样硬化病者；②有高血压、糖尿病、肥胖、吸烟者；③有冠心病或动脉粥样硬化病家族史者，尤其是直系亲属中有早发冠心病或其他动脉粥样硬化性疾病者；④有皮肤黄色瘤者；⑤有家族性高脂血症者。

建议 40 岁以上男性和绝经期后女性应每年进行血脂检查。

## 二、我国人群的血脂合适水平（表 2.2）

表 2.2  血脂水平分层标准

| 分层 | TC | LDL-C | HDL-C | TG |
|---|---|---|---|---|
| 合适范围 | <5. 18mmol/L （200mg/dl） | <3. 37mmol/L （130mg/dl） | ≥1. 04mmol/L （40mg/dl） | <1. 70mmol/L （150mg/dl） |
| 边缘升高 | 5. 18~6. 19mmol/L （200~239mg/dl） | 3. 37~4. 12mmol/L （130~159mg/dl） | | 1. 70~2. 25mmol/L （150~199mg/dl） |
| 升高 | ≥6. 22mmol/L （240mg/dl） | ≥4. 14mmol/L （160mg/dl） | ≥1. 55mmol/L （60mg/dl） | ≥2. 26mmol/L （200mg/dl） |
| 降低 | | | <1. 04mmol/L （40mg/dl） | |

TC. 总胆固醇；LDL-C. 低密度脂蛋白胆固醇；HDL-C. 高密度脂蛋白胆固醇；TG. 甘油三酯

## 1. 总胆固醇

我国队列研究分析结果显示，总胆固醇从 3.63mmol/L（140mg/dl）开始，随总胆固醇水平的增加，缺血性心血管病发病危险增高。总胆固醇水平与缺血性心血管病发病危险的关系是连续性的，并无明显的转折点。诊断高胆固醇血症的切点只能人为制定。当总胆固醇增至 5.18～6.19mmol/L（200～230mg/dl）时，其缺血性心血管病的发病危险较总胆固醇<3.63mmol/L（140mg/dl）者增高 50% 左右，当总胆固醇增至 6.22mmol/L（240mg/dl）以上时，其缺血性心血管病的发病危险较总胆固醇<3.63mmol/L（140mg/dl）者增高 2 倍以上，且差异具有统计学意义。

综合以上资料，对我国人群总胆固醇分层的合适切点建议下：总胆固醇<5.18mmol/L（200mg/dl）为合适范围；总胆固醇 5.18～6.19mmol/L（200～239mg/dl）为边缘升高；总胆固醇≥6.22mmol/L（240mg/dl）为升高。

## 2. 低密度脂蛋白胆固醇

随着低密度脂蛋白胆固醇水平的增加，缺血性心血管病发病的相对危险及绝对危险上升的趋势及程度与总胆固醇相似。低密度脂蛋白胆固醇的分层切点应与总胆固醇的分层切点相对应。根据我国资料统计，低密度脂蛋白胆固醇<3.37mmol/L（130mg/dl）与总胆固醇<5.18mmol/L（200mg/dl）的 10 年发病率（绝对危险）接近，低密度脂蛋白胆固醇≥4.14mmol/L（160mg/dl）与总胆固醇≥6.22mmol/L（240mg/dl）的人年发病率（绝对危险）接近，说明对缺血性心血管病的影响程度相当。低密度脂蛋白胆固醇分层诊断的切点建议如下，低密度脂蛋白胆固醇<3.37mmol/L（130mg/dl）为合适范围；低密度脂蛋白胆固醇 3.37～4.12mmol/L（130～159mg/dl）为边缘升高；低密度脂蛋白胆固醇≥4.14mmol/L（160mg/dl）为升高。

## 3. 高密度脂蛋白胆固醇

以高密度脂蛋白胆固醇≥1.55mol/L（60mg/dl）为参照组，对不同高密度脂蛋白胆固醇水平与缺血性心血管病发病危险的关系进行多因素分析。研究结果显示，随着高密度脂蛋白胆固醇水平的降低，缺血性心血管病发病危险增加。当高密度脂蛋白胆固醇<1.04mmol/L（40mg/dl）人群与高密度脂蛋白胆固醇≥1.55mmol/L（60mg/dl）人群相比，缺血性心血管病危险增加 50%，差异具有统计学意义。因此，对我国高密度脂蛋白胆固醇的诊断切点建议为，高密度脂蛋白胆固醇<1.04mmol/L（40mg/dl）为减低；高密度脂蛋白胆固醇≥1.55mmol/L（60mg/dl）为升高。

## 4. 甘油三酯

我国现有队列研究表明，随着甘油三酯水平的上升，缺血性心血管病发病危险有所升高，但由于结果差异未达到显著统计学意义，并考虑到甘油三酯与心血管病的关系受多种因素的影响，建议仍沿用 1997 年《血脂异常防治建议》的标准，即 1.70mmol/L（150mg/dl）以下为合适范围，1.70～2.25mmol/L（150～199mg/dl）以上为边缘升高，≥2.26mmol/L（200mg/dl）为升高。

### 三、心血管病综合危险的评价

国内外大规模前瞻性流行病学调查结果一致显示，患心血管病的危险性不仅取决于个体具有某一危险因素的严重程度，更取决于个体同时具有危险因素的数目。危险因素的数目和严重程度共同决定了个体发生心血管病的危险程度，故称之为多重危险因素的综合危险。

我国流行病学研究资料表明，血脂异常是冠心病发病的危险因素，其作用强度与西方人群相同；我国人群血清总胆固醇水平增高不仅增加冠心病发病危险，也增加缺血性卒中发病危险。将血脂异常防治着眼于冠心病的同时也着眼于卒中，在我国人群中有重要的公共卫生意义。

监测资料和多个队列随访资料均表明我国缺血性卒中事件发病率为冠心病事件的 2 倍以上。如果照搬西方人群仅靠冠心病发病危险作为衡量个体或群体存在的心血管病综合危险是不合适的。为了更为恰当地反映血脂异常对我国人群健康的潜在危害，我国学者提出用"缺血性心血管病"（冠心病和缺血性卒中）危险来反映血脂异常及其他心血管病主要危险因素的综合致病危险。与仅使用冠心病发病危险相比，这一新指标使得总胆固醇增高对我国人群心血管健康绝对危险的估计上升至原来的 3～5 倍，更恰当地显示了血清胆固醇升高对我国人群的潜在危险。因此，指南所述的"综合危险"包含两重含义：一是指多种心血管病危险因素所导致同一疾病的危险总和，二是指多种动脉粥样硬化性疾病（仅包括冠心病和缺血性卒中）的发病危险总和。

根据心血管病发病的综合危险大小来决定干预的强度，是国内外相关指南所共同采纳的原则。因此，全面评价心血管病的综合危险是预防和治疗血脂异常的必要前提。我国人群流行病学长期队列随访资料表明，高血压对我国人群的致病作用明显强于其他心血管病危险因素。建议按照有无冠心病及其等危症、有无高血压、其他心血管危险因素的多少，结合血脂水平来综合评估心血管病的发病危险，将人群进行危险性高低分类，此种分类也可用于指导临床开展血脂异常的干预（表 2.3）。

**表2.3　血脂异常危险分层方案**

| 危险分层 | TC 5.18~6.19mmol/L（200~239mg/dl）或 LDL-C 3.37~4.12mmol/L（130~159mg/dl） | TC≥6.22mmol/L（240mg/dl）或 LDL-C≥4.14mmol/L（160mg/dl） |
|---|---|---|
| 无高血压且其他危险因素数<3 | 低危 | 低危 |
| 高血压或其他危险因素≥3 | 低危 | 中危 |
| 高血压且其他危险因素数≥1 | 中危 | 高危 |
| 冠心病及其等危症 | 高危 | 高危 |

　　其他危险因素包括年龄（男≥45岁，女≥55岁）、吸烟、低高密度脂蛋白胆固醇、肥胖和早发缺血性心血管病家族史。TC. 总胆固醇；LDL-C. 低密度脂蛋白胆固醇；HDL-C. 高密度脂蛋白胆固醇；TG. 甘油三酯。

（王　馨　董　莹）

# 第三章

# 血脂异常的治疗

## 血脂异常治疗的原则

### 一、血脂异常治疗的基本原则

血脂异常治疗的主要目的是为了防治动脉粥样硬化性心脑血管疾病，所以应根据患者的危险因素、合并的心血管疾病，并结合血脂水平，对患者的总体心血管危险性进行全面评价，根据患者的危险分层决定治疗策略及血脂的目标水平。

低密度脂蛋白胆固醇是调脂治疗的首要目标，在低密度脂蛋白胆固醇达标后，应考虑纠正其他的血脂异常如低高密度脂蛋白胆固醇血症和高甘油三酯血症。应根据患者的危险分层确定低密度脂蛋白胆固醇治疗的目标值（根据国内相关指南）：低危患者：低密度脂蛋白胆固醇≥4.92mmol/L（190mg/dl）应开始药物治疗，治疗目标低密度脂蛋白胆固醇≤4.14mmol/L（160mg/dl）；中危患者：低密度脂蛋白胆固醇≥4.14mmol/L（160mg/dl）应开始药物治疗，治疗目标低密度脂蛋白胆固醇<3.37mmol/L（130mg/dl）；高危患者：低密度脂蛋白胆固醇≥3.37mmol/L（130mg/dl）应开始药物治疗，治疗目标低密度脂蛋白胆固醇<2.59mmol/L（100mg/dl）；极高危患者：低密度脂蛋白胆固醇≥2.07mmol/L（80mg/dl）应开始药物治疗，治疗目标低密度脂蛋白胆固醇<2.07mmol/L（80mg/dl）。

改善生活方式是血脂异常治疗的基础，应贯穿血脂异常治疗的始终，无论患者是否接受调脂药物治疗。对脂质代谢异常患者的调脂治疗是终身性的，即使没有接受药物治疗，改善生活方式也应该贯彻终身。现有证据表明，随着他汀类药物治疗时间延长，患者获益更显著。根据血脂异常的类型以及相应的治疗目的，合理选择调脂药物的种类和剂量，并定期地监测调脂疗效和药物不良反应。

## 二、血脂异常治疗的步骤

血脂异常治疗的步骤包括治疗性改善生活方式、血脂异常的药物治疗、其他非药物治疗措施以及对调脂治疗过程的监测。

治疗性生活方式改善：这是血脂异常治疗的基础和首要措施。大量临床研究证据表明，恰当的生活方式改善可以对血脂水平产生显著影响，尤其对甘油三酯的降低具有重要意义。在改善脂质谱的同时可以有效降低心血管事件的发生率。治疗性生活方式改善主要针对患者存在的可改变的危险因素，其主要内容包括：减少饱和脂肪酸和胆固醇的摄入、选择能够降低低密度脂蛋白胆固醇的食物（如植物甾醇、可溶性纤维）、减轻体重、增加体力活动、控制其他心血管病危险因素如戒烟、降血压等。

血脂异常的药物治疗：目前供临床选用的调脂药物包括他汀类、贝特类、烟酸类、树脂类、胆固醇吸收抑制剂等。目前各国血脂异常防治指南均将低密度脂蛋白胆固醇作为调脂治疗的首要目标，因此，抑制胆固醇合成的他汀类药物是最常用的调脂药物。在低密度脂蛋白胆固醇达标后，再考虑针对高甘油三酯血症和低高密度脂蛋白胆固醇血症采用贝特或烟酸类药物治疗。在大多数情况下，其他调脂药物是在他汀类药物治疗的基础上，与他汀类药物联合使用。

其他非药物调脂治疗方法：对大剂量他汀类药物也无法纠正的遗传性胆固醇代谢异常（如纯合子家族性高胆固醇血症），可以考虑采用透析疗法。通过血液体外转流，能降低总胆固醇和低密度脂蛋白胆固醇，但不能降低甘油三酯。每1~2周需要重复一次，属于有创性治疗，且费用昂贵，因此仅适用于药物不能纠正的严重高胆固醇血症。对家族性高甘油三酯血症、药物治疗无效、反复发作胰腺炎的患者，可以考虑外科手术切除部分小肠以缓解症状。

对调脂治疗过程的监测：饮食与非药物治疗3~6个月后，应复查血脂水平，如能达标可以继续治疗，每6~12个月复查。药物治疗开始后4~8周复查血脂谱及肝酶（天冬氨酸氨基转移酶、丙氨酸氨基转移酶）和肌酸磷酸激酶，达标后每6~12个月复查一次，如开始治疗3~6个月复查血脂仍未达标，则调整剂量或药物种类，或联合药物治疗，再经4~8周后复查。达标后每6~12个月复查一次。治疗过程中如肝酶超过正常上限3倍，应暂停给药。

停药后仍需每周复查肝功能，直至恢复正常。在用药过程中应询问病人有无肌痛、肌压痛、肌无力、乏力和发热等症状，血肌酸激酶（creatine kinase, CK）升高超过正常上限 5 倍应停药。

（严晓伟）

# 血脂异常的非药物治疗

将血脂控制在合理适当水平是降低冠心病发病率和死亡率的重要措施，也是当前心血管病防治领域中主要任务之一。近年来提出了许多新的非药物治疗循证医学证据和新资料，以下收集梳理并结合我国现状探讨血脂异常非药物综合干预措施。

## 一、纠正血脂异常意义重大

全球每年有近1700万人死于心血管疾病，居首位。其中最大比例是冠心病，其基本病理是动脉粥样硬化。基础和临床研究均证实血脂异常是诱发和（或）促进动脉粥样硬化和冠心病发生、发展的最重要的危险因素。纠正血脂异常可使心血管事件减少25%～50%。临床试验数据表明血总胆固醇每降低1%，总死亡率降低1.1%，心血管病死亡率降低1.5%。

从1990年起，心血管疾病居我国居民死因首位，且其死亡率呈不断上升趋势，心血管疾病死亡构成比2008已增加至40.27%。据估计，目前我国每年新增高血压和血脂异常人数达1000万，10年间城市糖尿病患病率上升40%，超重和肥胖患病人数增加1亿。

## 二、正确解读血脂异常定义与治疗性生活方式改变（非药物治疗）

所谓血脂异常通常是指血清总胆固醇≥5.18mmol/L（≥200mg/dl），低密度脂蛋白胆固醇≥3.37mmol/L（≥130ms/dl），高密度脂蛋白胆固醇<1.04mmol/L（<40mg/dl），甘油三酯≥1.70mmol/L（≥150mg/dl）。任何一项高和（或）低于这些值均可称血脂异常。需要强调说明的是所列数值只是相对参考值，防治的目标是达到或接近理想水准，即所谓"达标"。美国心脏协会研究发现，不健康的生活方式导致美国居民肥胖和糖尿病患病率增加17%。于2000年首度提出心脏健康饮食指南，2006年又提出饮食和健康生活方式建议，即治疗性生活方式改变（therapeutic lifestyle changes，TLC）。我国提出了《2007中国成人血脂异常防治指南》，并于2010年再度推出《提高临床血脂控制达标率的专家建议》。非药物治疗，目前广为赞同和提倡的是治疗性生活方式改变，核心是实施科学健康的生活方式，主要包括健康、营养饮食，适度有规律的体育锻炼，戒烟，限盐，控制体重与血压等。非药物治疗措施在纠正血脂异常，控制血脂在合理、合适水

平方面具有重要作用，是药物干预不可或缺的辅助和补充治疗措施。一系列大规模人群试验证实治疗性生活方式改变在心血管疾病预防和治疗中具有重要价值。

## 三、饮食疗法：合理膳食、科学营养

### 1. 平衡摄入总热量，低碳水化合物饮食，保持健康体型和体重

因人因地制宜，根据体力活动和消耗情况拟定摄入总热量，避免超重和肥胖。大量证据表明摄入总热量过度可引起超重和肥胖，导致血脂异常，患糖尿病和心血管疾病的危险大大增加。而低碳水化合物饮食有利于肥胖者改善代谢，降低甘油三酯，提升高密度脂蛋白胆固醇。哈佛 Fung TT 等 2010 年研究报告发现，无心脏病、肿瘤和糖尿病成人（85 168 例女性观察随访 26 年和 44 548 例男性观察随访 20 年），低碳水化合物饮食加植物蛋白质和脂肪者，各种原因的总死亡率显著降低，心血管死亡率也显著降低。

### 2. 多食蔬菜与水果

众所周知，大部分蔬菜与水果富含营养、热量低和纤维素高。随机临床试验证实蔬菜、水果有利于降低血压，改善心血管病危险因素。2008 年麻省总医院 Swain JF 等对 161 例高血压前期或 I 期高血压者进行了为期 19 周的随机、交叉设计的控制饮食试验表明，营养食谱使血压降低，总胆固醇及低密度脂蛋白胆固醇水平降低。2012 年德国的一组研究表明，增加蔬菜和水果摄入降低各种慢性疾病包括心血管疾病死亡危险性。蔬菜不宜过度烹调和附加不必要的饱和脂肪、反式脂肪酸及糖和盐。蔬菜汁、果汁中纤维素含量大大低于新鲜蔬菜、水果。

### 3. 挑选全谷物为主食，多吃富含纤维素食物

膳食纤维是一种不能被人体消化的碳水化合物，分为非水溶性和水溶性纤维两大类。纤维素可减少消化过程对脂肪的吸收，从而降低血胆固醇、甘油三酯。大麦、豆类、胡萝卜、柑橘、亚麻、燕麦等食物都含有丰富的水溶性纤维。多吃富含纤维素食物可有效降低心血管病危险性。欧洲一组研究追踪随访了以蔬菜水果、鱼类、五谷杂粮、豆类和橄榄油为主的 40 757 名成人 10 余年，该组人群冠心病的风险较低。Eshak ES 等调查了日本 58 730 名成年男性和女性饮食与冠心病死亡危险度相关性，随访追踪 14 年，发现食入的纤维素与冠心病死亡危险度呈负相关。增加膳食纤维摄入量，特别是水果和谷物纤维，可降低冠心病死亡风险。为此 AHA 建议至少有一半主食为全谷类。

### 4. 多吃鱼类，每周至少 2 次

30 多年前，学者们发现大量摄食鱼类者心血管疾病患病率低。有研究观察到鱼油（单独或联合）使心血管疾病总死亡率降低 20%，心脏性猝死降低 45%，心血管死亡率降低 30%。鱼，尤其是含油脂深海鱼，内脏含大量多聚不饱和脂肪

酸——ω-3脂肪酸，主要为二十碳五烯酸（EPA）和二十碳六烯酸（DHA）。ω-3脂肪酸可以降低甘油三酯水平和提高高密度脂蛋白胆固醇水平。有学者分析了11项临床试验资料，共39 044例患者，随访2.2年，结果显示饮食补充ω-3脂肪酸显著降低心血管死亡风险、心源猝死、总死亡率及非致命性心血管事件。美国Mayo医学中心Lee JH等分析了3个大型随机试验（32 000受试者）证实，ω-3脂肪酸摄入使心血管事件减少19%~45%。日本学者报告了34个社区57972例成人长达12.5年的前瞻性研究，增加鱼或ω-3脂肪酸摄入可使心血管病死亡危险性降低18%~19%。最近一个横断面多种族动脉粥样硬化研究（MESA）显示，长链ω-3多不饱和脂肪酸摄入量与血浆炎性标志物浓度白细胞介素6、基质金属蛋白酶-3、C反应蛋白呈负相关。有研究人员分析了21组研究报告表明，海洋ω-3脂肪酸有效地预防心血管事件、心源性死亡和冠脉事件，尤其是在心血管疾病风险高的人群。

ω-3多不饱和脂肪酸影响心血管危险因素涉及多种机制，包括影响类花生酸信号合成；改变细胞膜的流动性，影响酶反应及受体结合；直接激活转录因子，调节影响从高脂血症到炎症的数千个重要基因。美国心脏协会建议大众多吃鱼，尤其是含多不饱和脂肪酸的鱼类，每周至少2次。

## 四、适度有规律的体育锻炼

适度有规律的运动对健康的裨益众所周知。充分的研究证据表明，定期适量的运动锻炼对心血管系统的影响是多方面的、综合性的。美国弗明汉的数据表明，适度增加体力活动，可使男性和女性寿命延长1.5年。而较积极的体力活动可使男性和女性寿命延长3.5年。杜克大学Rifler等发现遵从美国心脏协会饮食建议，接受严格监督的运动干预可显著纠正血脂质紊乱。日本Yoshida等观察到每周2~3次有氧运动训练，体重指数明显降低，极低密度脂蛋白胆固醇降低50%。运动因人、因时、因地制宜，循序渐进，每次20~30min，每周5天。以不出现主观症状、不影响食欲和睡眠为原则，持之以恒。适度有规律的运动对心血管裨益的可能机制涉及以下几个方面：①增加热能消耗，改善脂质代谢；②改善自主神经张力与调节血压；③增进细胞对胰岛素的敏感度；④促进血液纤溶反应，抑制血液凝结；⑤运动增加冠状动脉血管的血流量，并增加微血管血液与心脏肌肉间氧气交换效率等。

心血管疾病始终居我国居民死因的首位。纠正血脂异常，倡导实施科学健康的生活方式，以及非药物治疗措施在纠正血脂异常、控制血脂在合理、合适水平具有重要作用，是药物干预不可或缺的辅助和补充治疗措施。

（王炳银）

# 血脂异常常用药物概述

依据 2007 年中国成人血脂异常防治指南的建议，调脂药物可分为 6 类：他汀类、贝特类、烟酸类、树脂类、胆固醇吸收抑制剂、其他。

## 一、他汀类

### 1. 他汀类的作用机制

他汀类（statins）也称 3 羟基 3 甲基戊二酰辅酶 A（3-hydroxy-3-methylglutaryl-coenzyme A，HMG-CoA）还原酶抑制剂、胆固醇生物合成抑制剂，具有竞争性抑制细胞内胆固醇合成早期过程中限速酶的活性，可加速血浆 LDL 的分解代谢，此外还可抑制 VLDL 的合成。

### 2. 适应证

除纯合子家族性高胆固醇血症外的任何类型高胆固醇血症都是 HMG-COA 还原酶抑制剂的主要适应证。他汀类药物能显著降低 TC、LDL-C 和 apo B，并可降低 TG 水平和轻度升高 HDL-C。此外，他汀类还可能具有抗炎、保护血管内皮功能等作用，这些作用可能与冠心病事件减少有关。常用剂量条件下，它能使 TC 下降 30%～40%，LDL-C 下降 25%～50%，TG 中等度下降，HDL-C 轻微上升。

### 3. 常用剂量

洛伐他汀与普伐他汀口服 10mg/d，疗效不理想时可逐渐加量，普伐他汀最大剂量 40mg/d，洛伐他汀最大剂量 80mg/d。辛伐他汀常用剂量 10mg/d，最大剂量 40mg/d。阿伐他汀常用剂量 10mg/d，最大剂量 80mg/d。氟伐他汀常用剂量 20mg/d，最大剂量 80mg/d。瑞舒伐他汀常用剂量 5mg/d，最大剂量 20mg/d。

晚饭后服效果更好。本类药与其他降血脂药联用，可减少剂量、提高疗效，但应密切观察联合用药后是否会出现新的毒副作用。

### 4. 副作用

临床约 2%～3% 的患者服药后有胃肠功能紊乱、恶心、失眠、肌肉触痛及皮疹。约 2% 用洛伐他汀治疗者可见肝源性转氨酶升高，停药后即可回到正常。用药期间应定期监测肝功能，若有明显异常，则应及时停药。偶见有因服洛伐他汀引起红斑狼疮的报道。某些患者服用洛伐他汀、辛伐他汀及普伐他汀后有肌肉触痛，一过性血清肌酸激酶（CK）水平轻度升高。洛伐他汀、辛伐他汀和普伐他汀单用时，或与红霉素、左旋甲状腺素、酮康唑、吉非贝齐、烟酸及环孢霉素等合用时，可发生横纹肌溶解症。少数患者服药后血浆碱性磷酸酶水平升高。未见血象及心电图有变化。

长期服用本类药的患者，都必须定期询问有无肌肉方面的症状，同时必须定期复查血清 SGPT 及 CK 水平。服药后出现肌无力、肌痛等症状者更应积极监测血清 CK 及 SGPT 水平。当血清 SGPT 水平升高到正常上限 3 倍以上，或血清 CK 水平升高到正常上限 10 倍以上，都必须及时停药。另外，本类药与红霉素、左旋甲状腺素、酮康唑、吉非贝齐、烟酸、环孢霉素、环磷酸氨及雷公藤合用时，应特别警惕可能引起严重的肝肾功能损害。儿童、年轻人、孕妇、有生育可能的妇女，暂不宜服用本类药。

## 二、贝特类

### 1. 贝特类的作用机制

此类药物通过激活过氧化物酶增生体活化受体 α（PPARα），刺激脂蛋白脂酶（LPL）、apoA I 和 apo A II 基因的表达，以及抑制 apo C III 基因的表达，增强 LPL 的脂解活性，有利于去除血液循环中富含 TG 的脂蛋白，降低血浆 TG 和提高 HDL-C 水平，促进胆固醇的逆向转运，并使 LDL 亚型由小而密颗粒向大而疏松颗粒转变。

### 2. 适应证

该药对高甘油三酯血症及对以 TG 增高为主的混合型血脂异常更有效。该药也可用于低高密度脂蛋白血症。除调节血脂外，还可使血尿酸含量减少，使纤维蛋白原含量降低，增加抗凝剂效力。贝特类药物平均可使 TC 降低 6%～15%，LDL-C 降低 5%～20%，TG 降低 20%～50%，HDL-C 升高 10%～20%。

### 3. 常用剂量

非诺贝特（片剂 0.1g，3 次/d；微粒化胶囊 0.2g，1 次/d）；苯扎贝特 0.2g，3 次/d；吉非贝齐 0.6g，2 次/d。

### 4. 副作用

常见不良反应为消化不良、胆石症等，也可引起肝脏血清酶升高和肌病。绝对禁忌证为严重肾病和严重肝病。吉非罗齐虽有明显的调脂疗效，但安全性不如其他贝特类药物。由于贝特类单用或与他汀类合用时也可发生肌病，应用贝特类药时也须监测肝酶与肌酶，以策安全。

## 三、烟酸类

### 1. 烟酸类的作用机制

属 B 族维生素。当用量超过作为维生素作用的剂量时，可有明显的调节血脂的作用。烟酸调节血脂的主要机制是抑制 cAMP 的形成，导致甘油三酯酶活性降低，脂肪组织中的脂解作用减慢，血中非酯化脂肪酸（NEFA）的浓度下降，肝脏合成 VLDL 减少，进一步使 IDL 及 LDL 也减少。另外，烟酸能在辅酶 A（CoA）的作用下与甘氨酸合成烟尿酸，从而阻碍肝细胞利用 CoA 合成胆固醇。烟酸能使血中 HDL-C 水平升高。

### 2. 适应证

适用于高甘油三酯血症，低高密度脂蛋白血症或以 TG 升高为主的混合型高脂血症。烟酸可使 TC 降低 5%～20%，LDL-C 降低 5%～25%，TG 降低 20%～50%，HDL-C 升高 15%～35%。

### 3. 常用剂量

烟酸，1～2g/次，3 次/d。为减少服药反应，开始服药的 3～7 日内，可服 0.1～0.5g/次，4 次/d，以后酌情渐增至 1～2g/次，3 次/d。

烟酸缓释片，为 1～2g，1 次/d。一般临床上建议，开始用量为 0.375～0.5g，睡前服用；4 周后增量至 1g/d，逐渐增至最大剂量 2g/d。

### 4. 副作用

常见不良反应有颜面潮红、高血糖、高尿酸（或痛风）、上消化道不适等。这类药物的绝对禁忌证为慢性肝病和严重痛风；相对禁忌证为溃疡病、肝毒性和高尿酸血症。普通剂型不良反应明显，一般难以耐受，现多已不用。缓释型制剂的不良反应轻，易耐受。

## 四、胆酸螯合剂

### 1. 胆酸螯合剂作用机制

这类药共同的调脂机制是阻止胆酸或胆固醇从肠道吸收，促进胆酸或胆固醇随粪便排出，促进胆固醇的降解。应用较多的有阴离子碱性树脂。这类树脂在肠道内不能被吸收，与胆酸呈不可逆结合后使其回吸收减少，因而肝内胆酸的合成增加。胆固醇是合成胆酸的原料，故胆固醇的消耗就增加，库存量减少。通过反馈机制，刺激肝细胞膜加速合成 LDL 受体，使 LDL 受体数目增多，活性增强，以更多地与血流中的 LDL 结合并摄入肝细胞内进行代谢，最终使血液中 LDL 减少。另外，从肠道吸收胆固醇过程中，需胆酸起乳化作用，胆酸被树脂附随粪便从肠道排出，势必影响胆固醇从肠道的消化吸收。

### 2. 适应证

本类药适合于除纯合子家族性高胆固醇血症（FH）以外的任何类型的高胆固醇血症。一般 TC 可降 10%～20%，LDL-C 可降 15%～25%，TG 稍有增加或无明显变化，HDL-C 可能中等量增加。

### 3. 常用剂量

考来烯胺（cholestyramine），又名消胆胺。4~16g/d，3 次/d。服药时可从小剂量开始，1~3 月内达最大耐受量。

考来替泊（colestipol），又名降胆宁。该药是一种阴离子交换树脂。5~20g/d，3 次/d。

### 4. 副作用

常见不良反应有胃肠不适、便秘，影响某些药物的吸收。此类药物的绝对禁忌证为异常 β 脂蛋白血症和 TG>4.52mmol/L（400mg/dl）；相对禁忌证为 TG>2.26mmol/L（200mg/dl）。

## 五、胆固醇吸收抑制剂

### 1. 胆固醇吸收抑制剂的作用机制

口服后被迅速吸收，且广泛地结合成依折麦布-葡萄糖苷酸，作用于小肠细胞的刷状缘，有效地抑制胆固醇和植物固醇的吸收。由于减少胆固醇向肝脏的释放，促进肝脏 LDL 受体的合成，又加速 LDL 的代谢。

### 2. 适应证

常规剂量使 LDL-C 约降低 18%，与他汀类合用对 LDL-C、HDL-C 和 TG 的作用进一步增强，未见有临床意义的药物间药代动力学的相互作用，安全性和耐受性良好。考来烯胺可使此药的曲线下面积增大 55%，故二者不宜同时服用，必须合用时须在服考来烯胺前 2h 或后 4h 服此药。环孢素可增高此药的血药浓度。

### 3. 常用剂量

依折麦布（ezetimibe）常用剂量为 10mg/d。

### 4. 副作用

最常见的不良反应为头痛和恶心，CK 和 ALT、AST 和 CK 升高超过 3×ULN 以上的情况仅见于极少数患者。

## 六、其他

### 1. 普罗布考（probucol）

1.1 作用机制　又名丙丁酚。通过掺入到脂蛋白颗粒中影响脂蛋白代谢而产生调脂作用。这种摄取不依赖于 LDL 受体。由此，它不仅适用于一般的高胆固醇血症，而且能降低缺乏 LDL 受体的纯合子家族性高胆固醇血症患者的血清 TC 水平。作用可维持数周。停药 6 月后尚可在脂肪组织和血中测出药物。另外，普罗布考是一种强烈的抗氧化剂，它有利于抑制动脉粥样硬化的形成与发展。

1.2 适应证　主要适应于高胆固醇血症尤其是纯合子型家族性高胆固醇血

症。可使血浆 TC 降低 20%~25%，LDL-C 降低 5%~15%，而 HDL-C 也明显降低（可达 25%）。

1.3 常用剂量　口服 0.5g/次，2 次/d。

1.4 副作用　常见为恶心、腹痛、腹泻，较少见的反应为多汗、血管神经性水肿、头痛、头晕、感觉异常和嗜酸性粒细胞增多。偶见血清转氨酶、碱性磷酸酶和 CK 活性及血清胆红素、血尿酸、尿素氮和血糖一过性升高。长期服用时心电图可见 Q-T 间期延长。有室性心律失常及 Q-T 间期延长者忌用普罗布考。该药也不宜用于孕妇、授乳期妇女及儿童。停药后 6 个月内不宜怀孕。

## 2. Omega-3（ω-3）脂肪酸

2.1 作用机制　ω-3 脂肪酸主要为二十碳五烯酸（EPA）和二十二碳六烯酸（HDA）。以海鱼油中含量最为丰富，其中包括海鱼肉中的油，含大量 EPA 及 DHA。海鱼油调节血脂的机制尚不十分明了。它可能会抑制肝内脂质及脂蛋白的合成，促进胆固醇从粪便中排出。另外，它还能扩张冠状动脉，减少血栓形成，延缓动脉粥样硬化的进程，减低冠心病的发病率。这很可能是通过影响前列腺素代谢、改善血小板及白细胞功能而起作用的。

2.2 适应证　主要用于高甘油三酯血症；可以与贝特类合用治疗严重高甘油三酯血症，也可与他汀类药物合用治疗混合型高脂血症。

2.3 常用剂量　ω-3 脂肪酸制剂（多烯酸乙酯）中的 EPA+DHA 含量应大于 85%，否则达不到临床调脂效果。ω-3 脂肪酸制剂的常用剂量为 0.5~1g，3 次/d。

2.4 副作用　ω-3 脂肪酸，主要为海鱼油制剂，常见副作用为鱼腥味所致的恶心。长期服用易发生胃肠道出血；天然海鱼油制剂的副作用较少。

# 七、联合用药

有些血脂异常患者，在调整饮食及改善生活方式基础上，用一种调脂药还不能达到预期的疗效，需联合用药。这时，除要考虑经济负担外，还要警惕联合用药可能引起毒副作用的增加。

## 1. 他汀类与依折麦布联合应用

依折麦布与低剂量他汀联合治疗使降脂疗效大大提高，达到高剂量他汀类药物的效果，但无大剂量他汀类药物发生不良反应的风险。因此，在大剂量使用他汀类药物仍不能达标时，加用依折麦布也不失为当前的最佳选择。

## 2. 他汀类与贝特类药物联合应用

此种联合治疗适用于混合型高脂血症患者，目的为使 TC、LDL-C 和 TG 的水平明显降低，HDL-C 的水平明显升高。此种联合用药适用于有致动脉粥样硬化血脂异常的治疗，尤其在糖尿病和代谢综合征时伴有的血脂异常。联合治疗可明显改善血脂谱。由于他汀类和贝特类药物均有潜在损伤肝功能的可能，并有发生肌炎和肌病的危险，合用时发生不良反应的机会增多，他汀类和贝特类药物联合用药的安全性应高度重视。因此，开始合用时宜都用小剂量，可早晨服用贝特类药物，晚上服用他汀类药物，避免血药浓度的显著升高。密切监测 ALT、AST 和 CK，如无不良反应，可逐步增加剂量。治疗期间继续注意肌肉症状，监测 ALT、AST 和 CK。对于老年、女性、肝肾疾病、甲状腺功能减退的患者，慎用他汀类和贝特类联合治疗，并尽量避免与大环内酯类抗生素、抗真菌药物、环孢素、HIV 蛋白酶抑制剂、地尔硫䓬、胺碘酮等药物合用。贝特类药中，吉非贝齐与他汀类合用发生肌病的危险性相对较多，但其他贝特类如非诺贝特与他汀类合用时，发生肌病的危险性较少。

### 3. 他汀类与烟酸类药物联合应用

在常规他汀类药物治疗的基础上，加用小剂量烟酸是一种合理的联合治疗方法，其结果表明联合治疗可显著升高 HDT-C，而不发生严重的不良反应。缓释型烟酸与洛伐他汀复方制剂的临床观察证实其疗效确切、安全，更利于血脂全面达标。

由于烟酸增加他汀类药物的生物利用度，可能有增加肌病的危险，同样需要监测 ALT、AST 和 CK，指导患者注意肌病症状，一旦发现征兆，及时就诊。

### 4. 他汀类与胆酸螯合剂联合应用

两药合用有协同降低血清 LDL-C 水平的作用。他汀类与胆酸螯合剂联用可增加各自的降脂作用，不增加其各自的不良反应。

### 5. 他汀类与 ω-3 脂肪酸联合应用

他汀类药物与鱼油制剂 ω-3 脂肪酸合用可用于治疗混合型高脂血症，不会增加各自的不良反应。由于服用较大剂量的 ω-3 多不饱和脂肪酸有增加出血的危险，并且对糖尿病和肥胖患者因增加热卡的摄入而不利于长期应用。

（王增武　陆宗良）

# 联合调脂治疗的策略

## 一、为什么要联合调脂治疗

脂质治疗分析项目（L-TAP）报道美国5个临床中心的调脂治疗现状，发现冠状动脉粥样硬化性心脏病（冠心病）患者达标率仅为18%。欧洲冠心病二级预防研究（EUROASPIRE Ⅱ）研究观察了欧洲15个国家的冠心病二级预防情况，结果显示只有51%的患者血脂控制达标。第二次中国临床血脂控制达标率及影响因素多中心协作研究也显示，服用他汀类药物治疗的总体达标率仅36%，其中高危和极高危患者的达标率仅39%和23%。

2007~2008年中国糖尿病和代谢紊乱研究随机从全国152个城市和112个县纳入具有代表性的46 239例成年患者，研究显示：中国血脂异常患者与日俱增，但临界血脂异常或血脂异常患者的知晓率、治疗率和控制率仅分别为11.0%、5.1%和2.8%。

他汀类药物作为调脂治疗的一线药物得到广泛应用，但其不良反应发生的可能性随着用药剂量的增加而增加。当血脂异常较严重的患者需要进行强化降脂时，即使将他汀类药物加至最大剂量，其低密度脂蛋白胆固醇水平仍不能达标。羟甲基戊二酸单酰辅酶A还原酶抑制剂阿托伐他汀与等剂量强度的他汀类的比较研究（CURVES）研究比较了阿托伐他汀、辛伐他汀、普伐他汀、洛伐他汀及氟伐他汀5种他汀类药物相当剂量的调脂效果。该研究揭示了"他汀6规则"，即他汀类药物剂量每加一倍，低密度脂蛋白胆固醇水平下降幅度只增加5%~6%，这凸显了他汀类药物单药治疗的局限性。2011年欧洲心脏病学会（European Society of Cardiology，ESC）/欧洲动脉粥样硬化学会（European Atherosclerosis Society，EAS）指南提出，高危、极高危高胆固醇血症患者的低密度脂蛋白胆固醇目标值应更低，疗效不佳时单纯加大单药剂量疗效有限、副作用增加，因此，血脂调控应寄希望于联合应用不同作用机制的降脂药物。

## 二、联合应用调脂药物的优点

联合应用调脂药物，有如下优点：①使部分患者应用单种降脂药物不能达标者达标；②联合用药充分发挥药物的互补性，有利于全面调整血脂；③避免增大一种药物而产生的不良反应。

### 三、联合调脂治疗方案

近年来，常见的联合调脂方案最常见的是在他汀类药物的基础上加用其他调脂药物。当前，常用的联合治疗方案有他汀类与依折麦布联合应用、他汀类与贝特类药物联合应用、他汀类与烟酸类药物联合应用。

#### 1. 他汀类与依折麦布联合应用

目前国内外指南均指出，降低血浆低密度脂蛋白胆固醇水平是公认的调脂关键点。他汀类药物治疗使低密度脂蛋白胆固醇下降到一定水平后，若能设法使低密度脂蛋白胆固醇水平进一步降低也能减少残留的心血管风险。他汀类药物通过特异性作用于胆固醇合成的内源性途径，但他汀类药物不能控制外源性途径吸收的膳食和胆汁中的胆固醇，甚至可能因内源性胆固醇合成减少而增加外源性胆固醇的吸收，同时单用他汀类药物受限于"他汀 6 规则"。依折麦布能有效地抑制胆固醇和植物固醇的吸收，但不能抑制内源性胆固醇的合成，甚至单用依折麦布存在代偿性内源性胆固醇合成增加的可能。胆固醇吸收抑制药依折麦布与他汀类药物的合用能从胆固醇的内、外源性途径对血脂进行调节，同时依折麦布不通过CYP450 酶系代谢，故对他汀类药物的药代动力学无显著影响。同时依折麦布能从一定程度上弥补"他汀 6 规则"带来的局限性。2004 年的依折麦布联合他汀类治疗有效性的多中心、双盲、对照试验研究（EASE）证实联用与对照安慰组对比，低密度脂蛋白胆固醇达标率为 71.0% 对 20.6%，同时还显示能调高高密度脂蛋白胆固醇 ［升高 0.013mmol/L（0.50mg/dl），$P<0.001$］并显著降低甘油三酯 ［下降 0.14mmol/L（5.41mg/dl），$P<0.001$］。2008 年发布的依折麦布与辛伐他汀治疗高胆固醇血症促进动脉硬化消退试验（ENHANCE）亦证实联合用药较单药治疗具有明显的降脂效果，但遗憾的是未能证实联合用药在促进动脉粥样硬化消退效果是否较单独用药明显。因此，在大剂量使用他汀类药物仍不能达标时，加用依折麦布也不失为当前的最佳选择。依折麦布不良反应小，联合使用他汀类药物和依折麦布治疗的患者耐受性好。联合治疗不增加肝脏毒性、肌病和横纹肌溶解的发生。

#### 2. 他汀类与贝特类药物联合应用

此种联合治疗适用于混合型血脂异常患者，目的为使总胆固醇、低密度脂蛋白胆固醇和甘油三酯的水平明显降低，高密度脂蛋白胆固醇的水平明显升高。此种联合用药适用于有致动脉粥样硬化血脂异常的治疗，尤其在糖尿病和代谢综合征时伴有的血脂异常。联合治疗可明显改善血脂谱。近期一项辛伐他汀联合非诺贝特治疗混合性高脂血症有效性和耐受性的随机、双盲、活性对照研究（SAFARI）显示联合用药相对单应用辛伐他汀不仅能显著降低低密度脂蛋白胆固醇（31%对26%）、极低密度脂蛋白胆固醇（49%对24%）和甘油三酯（43%对20%），而且可以提高高密度脂蛋白胆固醇（19%对10%）。但由于贝特类药物与他汀类药物均具有潜在肝功能损害、肾功能损害、肌病发生的风险，应警惕联合应用时的安全性问题，特别是发生横纹肌溶解等严重不良反应事件。建议开始小剂量，采取早晨服用贝特类药物，晚上服用他汀类药物，避免血药浓度显著升高，密切监测丙氨酸氨基转移酶、天冬氨酸氨基转移酶和肌酸激酶；如无不良反应，可逐步增加剂量。这可能有利于避免不良事件。治疗期间继续注意肌肉症状，监测丙氨酸氨基转移酶、天冬氨酸氨基转移酶和肌酸激酶。对于老年、女性、肝肾疾病患者、甲状腺功能减退者，应慎用他汀类和贝特类联合治疗，并尽量避免与大环内酯类抗生素、抗真菌药物、环孢素、HIV蛋白酶抑制剂、地尔硫䓬、胺碘酮等药物合用。

### 3. 他汀类与烟酸类药物联合应用

烟酸是广谱调脂药，也是目前升高高密度脂蛋白胆固醇最有效的药物。在他汀治疗使低密度脂蛋白胆固醇达标后，对高密度脂蛋白胆固醇降低的患者加用烟酸，可以升高高密度脂蛋白胆固醇并降低甘油三酯，显著改善血脂谱。常用的复方制剂为洛伐他汀与烟酸合剂。Sacks等应用烟酸与洛伐他汀复合制剂治疗高脂血症证实联合用药较单用洛伐他汀降低低密度脂蛋白胆固醇明显，且能显著提高高密度脂蛋白胆固醇达30%。Insull等对洛伐他汀与烟酸联合应用临床研究证实联合应用比单用洛伐他汀降低低密度脂蛋白胆固醇明显，且每增加烟酸500mg，可使高密度脂蛋白胆固醇升高38%，低密度脂蛋白胆固醇下降4%。同时Kashyap对烟酸与洛伐他汀联合制剂的长达52周有效性观察发现两者联用有效性明确，且安全性、耐受性良好。高密度脂蛋白动脉粥样硬化治疗研究（HATS）发现烟酸与他汀类联合治疗可进一步降低心血管死亡、非致死性心肌梗死和血管重建术的比例。缓释型烟酸与洛伐他汀复方制剂的临床观察证实其疗效确切、安全，更利于血脂全面达标。在常规他汀类药物治疗的基础上，加用小剂量烟酸是一种合理的联合治疗方法。

（李自成）

# 调脂药物临床应用不良反应概述

调脂药物目前广泛应用于临床血脂异常患者的血脂调理，用于改善人体脂质代谢异常，降低超过正常范围的血浆脂质浓度。目前临床上应用的降血脂药物主要有他汀类药物、贝特类药物、烟酸类药物、胆酸螯合剂类药物及多烯脂肪酸类药物。近年来，临床血脂异常患者日益增多，调血脂药物引起的不良反应亦引起关注。临床医师应依据患者的具体情况选择相应的降脂药物并定期检测不良反应。

## 一、他汀类药物

### 1. 常见不良反应

大多数人对他汀类药物的耐受性良好，不良反应轻且持续短暂。

1.1 一般不良反应 常见的有头痛、失眠、抑郁及轻度消化道症状等。

1.2 肝毒性 他汀类药物对肝脏可以产生肝毒性（丙氨酸氨基转移酶/天冬氨酸氨基转移超过正常上限的 3 倍），发生率约 1%~2%，呈剂量依赖性，但进展为肝功衰竭者罕见。减少他汀类药物的剂量常可使升高的转氨酶回落；活动性肝病和胆汁淤积者禁用他汀类药物。建议在应用他汀类药物前要常规检查肝酶，治疗期间定期复查。

1.3 肌肉毒性 他汀类药物的肌肉毒性是其最严重的不良反应，包括肌痛、肌炎和横纹肌溶解。肌痛表现为肌肉疼痛、痉挛、肌无力，不伴有肌酸激酶（CK）的升高；肌炎除有肌肉症状，伴有 CK 增高；发生横纹肌溶解时，CK 显著升高超过正常上限的 10 倍，同时会有肌酐增高、肌红蛋白的升高、褐色尿、肌红蛋白尿。严重者可致急性肾衰竭而死亡。他汀类药物肌病的发生率约为 0.1%~0.2%，与剂量呈正相关，单独使用标准剂量的他汀很少发生肌病，但大剂量使用或与一些药物（包括环孢素、贝特类、大环内酯类、烟酸及一些抗真菌药物、维拉帕米、胺碘酮等）合用时肌炎的发生率增加。

他汀类药物相关性肌病在如下情况中容易发生，临床中应注意，尽量避免发生：①高龄（>80 岁）；②多系统疾病，如慢性肾功能不全、严重肝病、甲状腺功能减退等；③合用多种药物；④合用下列特殊药物或食物如贝特类（尤其是吉非贝齐）、环孢素、红霉素、克拉霉素、烟酸、吡咯抗真菌药、奈伐唑酮（抗抑郁药）、维拉帕米、胺碘酮、大量西柚、酗酒；⑤体型瘦小虚弱；⑥围手术期。

一旦临床考虑患者出现肌病症状（如肌痛、尿色改变、CK 增高），应及时停药，连续检测 CK。

### 2. 临床代表药物

他汀类药物为羟甲基戊二酸辅酶 A 还原酶抑制剂，是目前常用的降低血胆固醇防治动脉粥样硬化的首选药物，主要用于高胆固醇血症及混合型高脂血症。目前临床最常用的药物为辛伐他汀、阿托伐他汀、瑞舒伐他汀。

2.1 辛伐他汀　辛伐他汀为新型他汀类降脂药，是他汀类药物的代表，是目前临床使用最广泛的降血脂药物之一。辛伐他汀疗效明显，耐受性好，然而其不良反应也很多见，文献报道有横纹肌溶剂、肝损伤、肾损害、血小板减少性紫癜、多尿、勃起功能障碍等。

（1）横纹肌溶解　横纹肌溶解是辛伐他汀治疗过程中产生的最为严重的不良反应。国内文献报道有 9 例用药后发生横纹肌溶解。辛伐他汀与其他药物合用时发生横纹肌溶解的概率升高。研究显示辛伐他汀与胺碘酮、罗红霉素、环孢菌素、大环内酯类抗生素等合用引起横纹肌溶解。

（2）肝损伤　辛伐他汀引起转氨酶持续升高的发生率与药物剂量呈正相关，转氨酶中度升高在辛伐他汀治疗开始后可迅速出现，往往是暂时性的，但少数患者血清转氨酶水平可显著持续升高。目前国内有文献报道辛伐他汀引起肝损害 8 例，其中有 3 例辛伐他汀引起重度肝损害的报道。

（3）肾损害　有报道患者服用辛伐他汀后出现蛋白尿或急性肾功能不全，说明其对肾脏有一定损害。

（4）血小板减少性紫癜　辛伐他汀可导致血小板减少性紫癜。有报道患者服用辛伐他汀后即出现症状。

（5）多尿　国内至少已有 3 例报道，在服用辛伐他汀后出现多尿，尿量多达 3000ml，停药后恢复正常。

（6）勃起功能障碍　有报道男性患者服用辛伐他汀后出现性欲减退，继续用药出现勃起功能障碍。

（7）其他不良反应　辛伐他汀还可以引起记忆丧失、狼疮样综合征、血管性水肿、脱发、关节痛、严重皮肤过敏、肌腱炎、不宁腿综合征、急性感染性多神经炎、视觉障碍、感觉异常等比较严重或少见的不良反应。

2.2 瑞舒伐他汀

瑞舒伐他汀适应于原发性高胆固醇血症及混合型血脂异常，也可用于家族性高胆固醇血症。因其降脂幅度较大，所需剂量小，近年来临床应用较多。瑞舒伐他汀的不良反应有恶心、腹痛、便秘等胃肠道反应；头痛、头晕、无力；偶见瘙痒、皮疹、荨麻疹、肌痛及轻度转氨酶增高；罕见过敏反应（包括血管神经性水肿、胰腺炎、肌炎、严重时出现横纹肌溶解。活动性肝炎及严重肾功能不全禁用。

2. 3 阿托伐他汀 阿托伐他汀是新型全合成高效他汀类药物，是目前全球销量最大的处方药之一，在临床广泛应用。近年来，阿托伐他汀引起的不良反应报道亦开始增多。阿托伐他汀不良反应主要为胃肠道反应、转氨酶升高及肌痛，安全性相对其他他汀类药物较高。国内公开报道的阿托伐他汀不良反应病例文献中，阿托伐他汀导致横纹肌溶解症 6 例，其中横纹肌溶解并发肾功能衰竭 1 例，横纹肌溶解并发多器官功能衰竭 1 例，横纹肌溶解致死亡 1 例，另有肌病报道 3 例；导致肝功能异常 7 例；导致过敏反应 4 例；导致血小板减少性紫癜 2 例。另有阿托伐他汀引起皮肤瘙痒、皮疹、引发指关节疼痛、引发精神异常等罕见不良反应的报道。

## 二、贝特类药物

### 1. 常见不良反应

贝特类药物一般不良反应常见的有恶心、胃痛、腹胀、腹泻等胃肠道反应，乏力、头痛、皮疹等，偶有一过性肝酶升高，严重者可导致肝损害，亦有导致心律失常、胆石症的报道，与他汀类合用时增加肝损害及肌病发生风险。应用此类药物也需检测肝功及肌酶。

### 2. 常用药物

贝特类药物是单纯高甘油三酯血症或混合型高脂血症患者的首选药物。其通过激活过氧化酶体增殖物激活型受体（PPAR），降低血浆中甘油三酯的水平。目前最常用的药物为非诺贝特和吉非罗齐。

2. 1 非诺贝特 非诺贝特主要降低甘油三酯水平，也有降低胆固醇的作用，是高甘油三酯血症的首选药物。本品常见不良反应有胃肠道反应，皮肤瘙痒，对肝肾有潜在的损害，长期服用可增高胆石症的发病率。非诺贝特与他汀类药物合用时，可使肝肾损害和横纹肌溶解症及肌病发生率明显增高，应注意临床监测。国内公开报道的非诺贝特不良反应病例文献中，其导致横纹肌溶解症 2 例，主要临床表现为肌痛、肿胀、肌无力等；导致过敏反应 6 例，其中过敏性休克 1 例；导致性功能障碍 5 例，临床表现为性欲减退、阳痿；导致肝肾功能损害 10 例，其中肝损害 5 例，肾损害 6 例，其中 1 例既有肝损害也有肾损害；另有非诺贝特引起溃疡复发并上消化道出血 3 例，表现为上腹部疼痛、反酸、恶心、便血等罕见不良反应报道。

2. 2 吉非罗齐 吉非罗齐又叫吉非贝齐，主要不良反应为轻度胃肠道反应，偶见转氨酶升高。有文献报道吉非贝齐导致严重胰腺炎症状，导致肌病，以及可引起严重呕吐、水肿病例。吉非罗齐最广为人知的不良反应为其与西立伐他汀合用引起严重横纹肌溶解症，即拜斯亭事件，目前西立伐他汀已下市，应重视吉非罗齐与其他他汀类药物合用引起不良反应事件的发生。

### 三、烟酸类药物

#### 1. 常见不良反应

烟酸类药物不良反应主要为消化道反应、颜面潮红、皮肤瘙痒、红斑、潮热、头痛、乏力等，有的还可以出现胃炎、血尿酸增多，偶有肝功能异常、房性心律失常等。因本药物可引起前列腺素的释放从而扩张小血管，患者用药后面部潮红等反应出现频繁，目前在临床上应用相对较少。禁忌证为慢性肝病及痛风；溃疡病、高尿酸血症是相对禁忌证。

#### 2. 常用药物

此类药物属 B 族维生素，剂量超过作为维生素作用的用量时有调脂作用，但同时不良反应也明显增多。烟酸类药物可降低甘油三酯及总胆固醇水平，临床可应用于各种高脂血症。常用药物为烟酸及阿西莫司。

### 四、胆酸螯合剂类药物

#### 1. 常见不良反应

胆酸螯合剂类药物不良反应有腹胀、腹泻、腹痛、肠梗阻、恶心、便秘、维生素及叶酸缺乏等。本类药物是公认的降低总胆固醇的有效药物，但不良反应多，有异味，对肠胃有一定的刺激性，引起不良反应较重，目前国内在临床上已很少应用。

#### 2. 常用药物

此类药物口服后在肠道内能与胆酸呈不可逆结合，促进胆酸随大便排出体外，阻碍胆酸的肝肠循环，阻断胆汁酸中胆固醇的重吸收，促进总胆固醇的降解，从而降低血浆胆固醇水平。适用于原发性高胆固醇血症。此类药物主要有考来烯胺、考来替泊、地委烯胺等。

### 五、多烯脂肪酸类药物

#### 1. 常见不良反应

多烯脂肪酸类药物主要的不良反应为恶心、腹胀等，以及深海鱼油药物本身带有的鱼腥味所致患者耐受性不佳等。

#### 2. 常用药物

此类药物为多不饱和脂肪酸，主要为亚油酸、亚麻酸和深海鱼油，成分为二十碳五烯酸（EPA）及二十二六烯酸（DHA）等，主要降低甘油三酯水平，应用于高甘油三酯血症及混合型血脂异常患者。临床上常用的有多烯康胶囊、鱼油烯康等。

随着高血压、冠心病、糖尿病等心血管疾病发病率的不断增高，血脂异常的患者也日益增多，血脂异常也是心血管疾病的高危因素，治疗血脂异常的处方也越来越多。临床上应根据患者血脂异常的类型选择相应的调脂药物。目前广泛应用的是他汀类药物，其次为贝特类。鉴于调脂药物不良反应的多样性，患者在应用药物时应注意观察药物的不良反应，特别是该类药物引起的肝损害及肌病。用药前及用药过程中定期复查血清转氨酶及肌酶，警惕严重不良反应的发生，保证临床用药的有效性及安全性。

（张美兰）

# 第四章

# 特殊人群的血脂异常管理

## 高血压患者血脂异常的治疗

多数情况下，高血压与血脂异常共同存在，通过炎症和氧化应激等相同的病理生理过程相互影响，极大地增加了心血管疾病的危险。《中国心血管病报告2013》中的数据显示，我国高血压患者已超过 2.7 亿；"中国门诊高血压合并多重心血管病危险因素现状调查"（CONSIDER）则显示，中国 81.1% 门诊高血压患者同时并存血脂异常。随着代谢紊乱人群的进一步扩大，高血压合并血脂异常的患者数量还将会进一步增加。因此，高血压患者的调脂治疗是防治心血管疾病的重要环节。

### 一、高血压患者血脂异常的流行病学资料

多数情况下高血压常与血脂异常共存。无论对于一级预防还是二级预防来说，这两个都是最重要的心血管病危险因素。两者之间相互影响，相互促进，具有密切关系。早在 1990~1995 年 Framingham 研究中心的数据资料就显示，高血压患者血脂异常的发生率明显高于血压正常者（男性 53% 对 37%，女性 43% 对 20%）；而男性和女性高胆固醇血症患者中高血压的人数也分别是正常血压者的 2 倍和 3 倍。2003~2004 年的 NHANES 研究提示，高血压合并血脂异常的比例达到 51.8%。同时还证实高血压与血脂异常并存将增加动脉粥样硬化及心血管疾病的患病率及病死率，使心血管疾病的风险增加 3~4 倍。2009 年中国 CONSIDER 研究显示，门诊高血压患者中并存血脂异常者高达 81.1%。如果高血压合并一个危险因素，最常见的就是血脂异常。在高危和极高危的高血压患者中，合并血脂异常的比例为 79.7%。而另一项流行病学调查显示，86% 的男性冠脉事件发生于并

存血脂异常等危险因素的高血压患者中，女性患者中这个比例则高达95%。动脉疾病遗传流行病网络研究（GENOA）在评估血脂异常与其他危险因素的发生状况时发现，高血压合并血脂异常的比例显著增高，并且治疗显著不足。

## 二、高血压合并血脂异常对心血管的影响

高血压和血脂异常是两种不同的心血管疾病致病因素，如果合并存在，则共同的致病效果大大超过单一作用之和。高血压或血脂异常可以独立影响动脉粥样硬化的发生发展，也可通过协同作用增加氧化应激，损伤血管内皮细胞功能，并可激活肾素-血管紧张素系统，促进细胞和分子的一系列反应，导致粥样硬化的发生、发展和斑块的不稳定。而在这一过程中，炎症起到了很重要的作用。研究显示，增加的C-反应蛋白出现在血压升高之前的早期阶段，C-反应蛋白导致内皮功能失调、减少一氧化氮的释放以及血管收缩，最终导致高血压。而升高的血压一方面进一步促进血管的炎症反应，导致C-反应蛋白较前继续升高，形成恶性循环；另一方面，血管内压增加促进管壁的纤维化，增加僵硬度，导致血管弹力下降。同样，血脂异常则增加高血压的发病风险。流行病学研究显示，家族性高胆固醇血症患者原发性高血压发病风险增加十倍。血脂异常除了降低内皮依赖的一氧化氮的释放，还可以促进血管收缩因子-内皮素（ET-1）的释放，因而促进血管收缩。另外，增高的胆固醇可以促进血管紧张素Ⅱ的Ⅰ型受体过度表达，导致血压增高。还有研究显示，胆固醇可以减低肾脏钠的排出而发展成高血压。

## 三、对高血压患者调脂治疗的获益

他汀治疗对心血管事件的作用不仅仅是调脂治疗，还包括对循环中低密度脂蛋白胆固醇的修饰作用、抗血管平滑肌细胞的增殖和纤维化作用。血管内皮是一种动态的具有内分泌作用的结构，调节血管壁的收缩、细胞的分泌和分裂活动，同时也可影响管腔内的止血过程。他汀类药物对血管内皮功能失调有一定的调节作用，可以通过增加一氧化氮的生物利用度、减少氧化应激、抑制炎症反应而使内皮功能得以恢复。有意义的是，他汀在治疗24小时内就展现出对血管内皮的这一调节作用。他汀的另一种作用就是轻度的降压效果，尽管还不十分明确，但他汀治疗后多数患者血压会有所降低。一般情况下，他汀治疗后收缩压下降3~5mmHg，舒张压下降1~3mmHg，这一作用在血压数值偏高或降压作用不明显的高血压患者中更为突出。然而，他汀对于高血压患者的益处已经远远超过了单纯的调脂和降压的作用，更重要的是他汀抑制动脉粥样硬化的作用，以及抑制血管壁的纤维增生和抗血小板聚集的功能，他汀对炎性指标C-反应蛋白作用的量效关系，进一步量化了他汀抑制动脉粥样硬化的发生和发展的作用。

#### 四、同时控制血压及调脂治疗对心血管疾病的获益

由于高血压与血脂异常在心血管疾病的发生发展中具有协同作用，同时控制血压与血脂异常对防治心血管疾病将产生更多的效益。尽管早前发布的"抗高血压和降脂治疗预防心脏事件试验"（ALLHAT-LLT）的研究结果没有体现出同时控制血压和血脂的益处，但并不能影响人们对于高血压合并血脂异常的重视程度。该试验将血压控制较好的 10355 例患者分成普伐他汀组与常规治疗组，比较一级终点的总病死率及二级终点的冠心病事件，结果没能显示调脂治疗的益处，可能与两组间总胆固醇和低密度脂蛋白胆固醇下降幅度差别（9%、7%）较小有关。而"盎格鲁-斯堪的那维亚心脏终点研究"（ASCOT）的结果明显地显示出降压和调脂治疗的益处。该研究共入选 19257 例高血压患者，随机分成氨氯地平组或阿替洛尔组，其中 10 305 例总胆固醇≤6.5mmol/L（250mg/dl）的患者被进一步随机分入阿托伐他汀（10mg/d）组或安慰剂组，平均随访 3.3 年；结果显示，与安慰剂组相比，阿托伐他汀组主要终点事件（非致死性心肌梗死和致死性冠心病）、总体心血管事件和卒中的发生危险均显著降低。2003 年 NHANES-Ⅲ研究结果显示，控制血压同时积极调脂治疗，将会使男性患者心血管事件的发生率下降 51%，女性患者下降 43%。这些发现验证了"全面管理危险因素理论的开始，是患者治疗的巨大进步"的理论。

"高血脂和高血压患者应用阿托伐他汀和氨氯地平试验"（AVALON）是一个随机、多中心的临床研究，旨在观察合并高血压及血脂异常患者，与氨氯地平单药治疗相比，氨氯地平及阿托伐他汀联合治疗的效果及安全性，8 周后联合治疗组 45%患者血压达标，而氨氯地平单药治疗组的达标率只有 8.3%，说明控制血脂有利于血压的控制。1999~2003 年的 NHANES 横断面研究，入组了 2584 例没有冠心病的高血压患者，他汀治疗组血压控制在 140/90mmHg 的比率高于非他汀治疗组（52.2%对 38.0%），并且低盐饮食、服药依从性好和非吸烟者的比例也较高。但意大利降低斑块、高血压、血脂的研究（PHYLLIS）研究对 508 例合并血脂异常的高血压患者，部分患者降压基础上加用普伐他汀，2.6 年后没有显示出进一步的降压作用。这可能与研究对象或选择人群不同有关。一般认为，治疗高血压或高血压前期合并血脂异常时，他汀与降压药有小幅的协同降压作用。

尽管他汀治疗产生了一定的临床相关的降压效果，然而，在高血压患者中，他汀的益处不仅仅限于调脂和轻度的降压，而是在于他汀的抗动脉粥样硬化的作用。

## 五、高血压合并血脂异常患者的管理

高血压与血脂异常并存的患者往往属于高危或极高危人群，多数存在代谢紊乱综合征，或伴有肥胖等其他心血管危险因素，对于该类人群必须全面评价心血管疾病的综合危险性，在强调血压达标基础上选择优化治疗方案，建议在改善生活方式同时对多种危险因素进行治疗，包括结合血脂水平来综合评估心血管疾病的发病危险性，确定治疗的目标值，有利于提高药物疗效。

血脂异常的存在将会对高血压药物的选择产生影响。临床研究证明，有的降压药物对脂质代谢可产生不良影响，并可能会减弱降压治疗的效果，降压治疗时最好首选对调脂作用有益或呈中性作用的降压药物，如钙通道阻滞剂、血管紧张素转换酶抑制剂或血管紧张素受体拮抗剂等，而大剂量的利尿剂或 β 受体阻滞剂则有升高血清甘油三酯和总胆固醇、低密度脂蛋白胆固醇的作用，使用期间需注意复查血脂，必要时调整降脂药。

欧洲高血压协会建议，中等以上心血管疾病危险的高血压患者（Framingham 危险评分>15%）即应开始调脂治疗。对高血压合并血脂异常的患者，他汀类药物能够使患者多方面获益。高血压及血脂异常是贯穿所有心血管事件可变性的风险因素，积极有效的降压和调脂治疗无疑可以显著降低心血管事件的发生率、心血管病死率和总死亡率。

（李　莉）

# 糖尿病患者血脂异常的治疗

2型糖尿病明显增加发生心血管疾病的危险。随着人们生活方式的改变，我国2型糖尿病患病率不断攀升，患者人数已突破3 000万人。部分地区的调查表明，住院糖尿病患者中有93%的患者合并各种心血管并发症，约80%的糖尿病患者死于心血管并发症，其中75%死于冠心病。因此，对糖尿病患者除应积极控制血糖外，还应重视对血脂异常等其他冠心病危险因素的控制。

## 一、糖尿病患者血脂异常的特点

糖尿病患者血脂异常的主要表现是血清甘油三酯水平升高，高密度脂蛋白胆固醇水平下降。总胆固醇水平和或低密度脂蛋白胆固醇水平稍高或"正常"。甘油三酯水平升高会导致血中富含甘油三酯的脂蛋白水平升高，小而致密的低密度脂蛋白（small low-density lipoprotein，sLDL）增多，载脂蛋白A-Ⅰ（apo A-Ⅰ）及载脂蛋白A-Ⅱ（apo A-Ⅱ）减少，从而导致高密度脂蛋白胆固醇水平下降。另外，它还引起载脂蛋白C-Ⅲ（apo C-Ⅲ）增多，脂蛋白脂酶活性下降，凝血Ⅶ因子增多，纤溶酶原激活抑制物1（PAI-1）增多，最终使血中组分向促进动脉粥样硬化方面转化。

近年来日益增多的临床研究显示，甘油三酯增加是动脉粥样硬化及冠心病死亡的独立危险因子。目前，对高甘油三酯血症的流行病学及临床意义的认识虽尚有分歧，但临床上对高甘油三酯血症应积极处理的意见渐趋一致。低高密度脂蛋白胆固醇血症早就确定是冠心病的危险因素，20世纪90年代后期公布的英国前瞻性糖尿病研究（UKPDS）及退伍军人管理局高密度脂蛋白胆固醇干预研究（VA-HIT）结果显示，升高高密度脂蛋白胆固醇水平对冠心病防治有重要意义。糖尿病患者血脂异常的含义较复杂，它不仅表现为量的异常，而且有质的问题。糖尿病患者低密度脂蛋白可以被糖基化。与非糖尿病患者相比，糖尿病患者血中颗粒较小、结构更致密的低密度脂蛋白明显增多，这可能与血中过高的甘油三酯水平有关。糖尿病患者的糖基化低密度脂蛋白及小而密的低密度脂蛋白比自然的低密度脂蛋白更易被氧化，在血中逗留的时间也更久，它们都不易与载脂蛋白B、E受体相结合进行正常代谢，而易与"清道夫"受体相结合，从而使其具有更强的致动脉粥样硬化作用。这至少部分说明多重危险因素干预研究（MRFIT）中显示的结果，无论总胆固醇水平如何，糖尿病患者的冠心病发病率都要比非糖尿病患者高 2~4 倍。糖尿病能使脂蛋白中的某些蛋白或使血管壁中的某些蛋白糖基化，这些糖基化蛋白都有导致动脉粥样硬化的作用，而且这些糖基化的终末产物可使动脉壁发生变化，使之易于发生动脉粥样硬化。糖尿病患者常伴有肾病（如微球蛋白尿或肾功能衰竭），也可能增加动脉粥样硬化危险。

## 二、糖尿病患者血脂异常的处理对临床预后的影响

20 世纪 90 年代以来完成的、采用药物或非药物手段进行干预的多个冠心病一级或二级预防研究，均提示随着血清总胆固醇或低密度脂蛋白胆固醇水平的下降，冠心病的发病率及病死率均显著降低。这些研究的设计比较科学规范，但多数研究的入选对象均是总胆固醇和（或）低密度脂蛋白胆固醇水平较高的患者。而糖尿病患者的血脂特征主要表现为血清甘油三酯水平升高，高密度脂蛋白胆固醇水平降低，同时伴有总胆固醇或低密度脂蛋白胆固醇水平的轻、中度升高。既往也曾开展过以降低血清甘油三酯水平及升高高密度脂蛋白胆固醇水平为干预手段的临床试验，如退伍军人管理局高密度脂蛋白胆固醇干预研究（VA-HIT 研究）就是其中最著名的一项，研究结果证实通过降低甘油三酯和升高高密度脂蛋白胆固醇水平也可使冠心病事件的发生明显减少，并可显著改善冠状动脉粥样硬化。但产生这种结果的原因是由于血清甘油三酯水平的降低，还是由于血清高密度脂蛋白胆固醇水平的升高，或是两者的共同作用所致，目前尚未获得一致意见。

迄今已公布结果、国际公认设计得比较科学、规范的调脂治疗对冠心病的一、二级预防大型临床研究中，4S、CARE、LIPID、WOS、和 TexCAPS 等 5 项研究，采用的均是他汀类调脂药，其结果一致显示，血清总胆固醇或低密度脂蛋白胆固醇水平得到一定程度的下降，冠心病事件的发病率、病死率以及总死亡率便可减少。其中 4S 和 LIPID 研究中，总死亡率的下降有统计学意义。在上述研究中，4S、CARE 研究的入选患者中包括了糖尿病患者，此外还有采用吉非贝齐进行的 HHS 研究，试验对象中也包括了糖尿病患者。通过对这些研究的糖尿病亚组进行事件分析，HHS 研究结果显示服药组患者冠心病事件比对照组有所减少，但因事件例数少而未见统计学差异。4S 及 CARE 研究结果，也显示在伴有糖尿病的心肌梗死生存者中，进行调脂治疗至少能获得与非糖尿病患者同样大的益处。2004 年 6 月公布结果的中国冠心病二级预防研究（CCSPS），试验对象为 4 870 例有心肌梗死史，总胆固醇为 4.42~6.50mmol/L（170~250mg/dl），年龄在 18~75 岁的中国人，采用现代中药血脂康（主要成分为天然复合他汀）进行调脂，平均随访达 4 年多。结果证实与安慰剂组比较，血脂康组的冠心病事件减少 45%，冠心病死亡减少 31%，急性心肌梗死减少 56%，总死亡减少 33%（$P=$

0.0003）。在该研究中，有591例患者伴有糖尿病史，研究表明这部分患者的心血管事件发病率是无糖尿病史患者的2~3倍。591例患者中有306例服血脂康，285例服安慰剂，血脂康组患者发生的各种临床事件均明显少于对照组。而且，与非糖尿病患者相比，合并糖尿病的患者通过调脂治疗获得的收益更明显。

上述研究虽然是对糖尿病亚组的事后分析，病例数较少，入选条件中对血清甘油三酯水平有所限制，但也从一定程度上反映了调整血脂对糖尿病治疗的重大意义。在糖尿病粥样硬化干预研究"DAIS"中，对象为血清甘油三酯、总胆固醇水平升高，高密度脂蛋白胆固醇水平降低，低密度脂蛋白胆固醇轻到中度升高的416例男、女2型糖尿病患者，服用微粒化非诺贝特或安慰剂，随访3年以上。结果显示，非诺贝特组甘油三酯下降25%，高密度脂蛋白胆固醇升高7%，总胆固醇降低10%，低密度脂蛋白胆固醇下降6%。冠状动脉造影显示，非诺贝特组动脉狭窄减少40%（$P=0.017$）；死亡及其他心脏事件减少23%，但无统计学差异。阿托伐他汀糖尿病合作研究"CARDS"的对象为2 838例年龄在40~75岁之间的糖尿病患者，入选对象同时伴有其他冠心病危险因素之一，但均无确诊的冠心病及脑血管病史，服用阿托伐他汀10~80mg/d或安慰剂，采用随机、双盲、安慰剂对照的研究方法，随访2年。主要终点为冠心病事件，次要终点为总死亡及任一血管终点。结果显示，与安慰剂相比，总胆固醇、低密度脂蛋白胆固醇、甘油三酯分别下降26%、40%、21%，均有统计学差异，但对高密度脂蛋白胆固醇无显著影响。主要终点下降37%（$P=0.001$），总死亡减少27%，接近统计学意义。心血管事件的降低与其他血脂指标、年龄、性别无关，安全性良好。

2005年美国心脏协会年会上公布结果的非诺贝特干预糖尿病和降低心血管事件的"FIELD"研究，同样为以临床事件为终点的随机、双盲、安慰剂对照研究。该研究纳入9 795例糖尿病患者，年龄50~75岁，其中213例合并心血管疾病。4 895例服非诺贝特0.2g/d，4 900例服安慰剂，平均随访5年。结果显示，非诺贝特组比对照组主要终点（冠心病死亡及非致死性心肌梗死）仅降低11%，无统计学差别（$P=0.16$）。次要终点中所有心血管事件和冠心病重建需求在非诺贝特组分别降低11%（$P=0.035$）和21%（$P=0.003$）。非诺贝特组蛋白尿显著减少，因视网膜病变而需接受激光治疗的次数也显著减少。该研究显示，非诺贝特主要通过减少非致死性心肌梗死及冠脉重建的发生显著降低总的心血管事件风险。此外，非诺贝特显著降低了与微血管相关的并发症。该研究还证实，贝特类药物在冠心病二级预防中未见明显的心血管效益，只有在总胆固醇<4.5mmol/L或低密度脂蛋白胆固醇<3.0mmol/L时才有明显效益，当甘油三酯≥1.7mmol/L时也显示出有益的趋势（$P=0.07$）。该研究中非诺贝特组和对照组均有部分患者研究期间服用他汀类药物，且在安慰剂组较多。更细化的分析显示他汀类药物可

降低心血管事件相对危险达49%（P<0.001），贝特类药仅可降低心血管事件相对危险19%（P<0.01）。由于他汀类药降低心血管事件危险远高于贝特类药，这掩盖了研究中贝特类药的功效。该研究还同时提供了贝特类药与他汀类药长期联用安全性良好的证据。

### 三、糖尿病患者血脂异常的药物治疗

综上，糖尿病血脂异常患者应积极地接受调脂治疗。UKPDS 10年研究结果显示，影响糖尿病临床预后的主要因素是低密度脂蛋白胆固醇和高密度脂蛋白胆固醇。冠心病一、二级预防试验及其糖尿病亚组分析表明，降低低密度脂蛋白胆固醇水平可明显改善糖尿病和心血管病患者的临床预后。现有资料显示，他汀类药的疗效远比贝特类药物明显，FIELD研究本身也说明了这一点。因此糖尿病与心血管疾病患者血脂异常的治疗应该是一致的，可参照美国胆固醇教育计划ATPⅢ及其随后的"更新"意见，更应遵循2007年公布的中国成人血脂异常防治指南，其首要目标均为降低血中低密度脂蛋白胆固醇。

#### 1. 药物选择

糖尿病可伴有高甘油三酯、低高密度脂蛋白胆固醇等血脂异常，低密度脂蛋白胆固醇轻度升高或正常。贝特类药物的主要功效是降低甘油三酯、升高高密度脂蛋白胆固醇，兼有轻度降低低密度脂蛋白胆固醇的作用。但糖尿病的主要死因是冠心病，而通过调脂治疗防治冠心病的首要目标是降低低密度脂蛋白胆固醇，首选药物应是他汀类药。在临床的具体工作中，我们可以根据糖尿病患者的不同类型血脂异常，做如下处置：当甘油三酯≥5.65mmol/L（500mg/dl）时，首要任务是降低甘油三酯以防止急性胰腺炎的发生，可先使用贝特类药物。当甘油三酯<500mg/dl但低密度脂蛋白胆固醇未达到治疗目标时，首要任务是降低低密度脂蛋白胆固醇，可首选他汀类药物。如果使用他汀类药物治疗后低密度脂蛋白胆固醇达到治疗目标，但甘油三酯仍≥2.26mmol/L（200mg/dl），可在他汀类基础上加用一些贝特类药。FIELD研究显示，非诺贝特与他汀类药长期联用是安全的。当若甘油三酯<500mg/dl且低密度脂蛋白胆固醇已达到治疗目标时，则应以降非高密度脂蛋白胆固醇作为治疗目标，此时可用贝特类药物或缓释烟酸。

#### 2. 联合用药

除特别严重的血脂异常外，一般应选择一种药物进行治疗；对轻、中度混合性血脂异常（总胆固醇和甘油三酯同时升高），也可先选用中药血脂康进行单药治疗。该药中含有明确的他汀成分，同时还具有他汀以外的其他多种有益成分，尤其对轻、中度升高的总胆固醇有效，并且降甘油三酯、升高高密度脂蛋白胆固醇的作用也比常规剂量的他汀好，且长期服用，不良反应也少而轻。当总胆固醇

和或低密度脂蛋白胆固醇轻、中度升高，甘油三酯明显升高时，血脂康与非诺贝特联用，也是一个较好的选择。谨慎地进行联合用药也是安全的，但剂量应小，同时对患者进行严密监测与随访。随访中除监测丙氨酸氨基转移酶、肌酸激酶、尿素氮、肌酐外，还应询问是否存在肌无力、肌痛等症状，如有明显异常，应及时减量或停药。

### 3. 高密度脂蛋白胆固醇

在调脂治疗中升高高密度脂蛋白胆固醇有显要地位，但目前未见特别理想的药物。对于高密度脂蛋白胆固醇偏低的患者，可建议适当增加体育锻炼或其他体力活动，必要时可适当选用一些贝特类药物及缓释烟酸。但烟酸制剂在糖尿病患者中应用是否合适，目前仍有分歧意见。近年来几个升高高密度脂蛋白胆固醇的研究提示，当明显升高血清高密度脂蛋白胆固醇后，都未见有心血管病事件的改善，且有明显不良反应。虽然有专家建议适当饮用干红葡萄酒可升高高密度脂蛋白胆固醇，但目前尚未见到实验证据。

### 4. 调脂药物的剂量

无论是他汀类还是贝特类，都应强调用合适的剂量，关注药物的安全性。对仅仅依靠增加一种药物的剂量，通过简单的"强化降脂"来追求进一步降低低密度脂蛋白胆固醇水平的做法，是欠妥当的，建议医师应慎重考虑。一些大型研究已经显示，盲目大剂量强化降脂的进一步获益甚微，却带来了明显增加不良反应的风险。

### 5. 其他

关于脂蛋白a、小而致密的低密度脂蛋白、C-反应蛋白等指标的临床意义，因仍存在种种问题，目前在实际临床工作中还处于商榷阶段。

总之，糖尿病患者血脂异常的处理，是一个非常重要的问题，应积极而适当，应遵循指南中个体化处理的原则，根据病人体质及病情，确定具体的目标值，选用合适的药物及剂量，并坚持随访和监测安全性指标。应在保障安全的前提下，去努力争取更好的临床疗效。

（陆宗良）

# 慢性肾病血脂异常的治疗

慢性肾脏疾病（chronic kidney disease，CKD）在全球范围内发病率为6%~16%，在中国发病率约为10%。血脂异常在慢性肾脏病患者中发病率为30%~60%。早在一百多年以前即有人提出脂质异常与肾脏病的关系。血脂异常不仅参与肾脏病的发生和发展，而且是慢性肾脏病患者罹患心血管疾病（cardiovasculardisease，CVD）的一个独立危险因素。在慢性肾脏病患者中开展的临床试验对于调脂治疗在这一特定人群中的疗效和安全性进行了广泛评价。

## 一、慢性肾脏疾病的定义及分期

慢性肾脏病指肾损害（肾脏结构或功能异常）≥3个月，可有或无肾小球滤过率（glomerular filtration rate，GFR）下降；或者GFR<60ml/（min·1.73m$^2$）持续3个月或以上。国际一般以美国国家肾病基金会的"肾脏病生存质量指导"（K/DOQI）分期为主，按照肾小球滤过率将慢性肾脏病分为以下5期：1期≥90ml/（min·1.73m$^2$）并伴有肾损害；2期60~89ml/（min·1.73m$^2$）；3期30~59ml/（min·1.73m$^2$）；4期15~29ml/（min·1.73m$^2$）；5期<15ml/（min·1.73m$^2$）或已透析；上述5期分别称为肾小球滤过率正常、轻微下降、中度下降、重度下降和肾衰竭期。当肾小球滤过率<15ml/（min·1.73m$^2$）时应采取肾脏代替疗法（透析疗法或肾移植），透析或肾移植时期亦称作终末期肾病（end-stage renal disease，ESRD）。国内将慢性肾脏病分为4期：肾储备能力下降期：肾小球滤过率降至正常值的50%~80%，血肌酐正常；氮质血症期：肾小球滤过率降至正常值25%~50%，出现氮质血症，血肌酐高于正常，但<450μmol/L；肾衰竭期：肾小球滤过率降至正常值的10%~25%，血肌酐显著升高（约为450~707μmol/L）；尿毒症期：肾小球滤过率降至正常值的10%以下，血肌酐≥707μmol/L。现以K/DOQI分期为标准，对慢性肾脏病不同时期药物调脂治疗进行阐述。

## 二、慢性肾脏疾病的脂质代谢特点

血脂异常与肾脏病关系密切，血脂的改变受肾功能及尿蛋白的影响（表4.1）。

**表 4.1　慢性肾脏病患者各种血脂异常的发病率（%）**

| | 总胆固醇<br>>6.22mmol/L | 低密度脂蛋白<br>>3.37mmol/L | 高密度脂蛋白<br><0.91mmol/L | 甘油三酯<br>>2.26mmol/L |
|---|---|---|---|---|
| 普通人群 | 20 | 40 | 15 | 15 |
| CKD-4 | | | | |
| 　伴肾病综合征 | 90 | 85 | 50 | 60 |
| 　不伴肾病综合征 | 30 | 10 | 35 | 40 |
| CKD-5 | | | | |
| 　血液透析 | 20 | 30 | 50 | 45 |
| 　腹膜透析 | 25 | 45 | 20 | 50 |

注：CKD，慢性肾病，CKD-4、5，慢性肾病 4 期、5 期。

　　患者出现肾衰竭之前，主要表现为总胆固醇、甘油三酯和低密度脂蛋白水平增高、高密度脂蛋白水平下降。

　　随着慢性肾脏病发展至肾衰竭阶段，由于营养不良及肾功能恶化等原因，甘油三酯增高一般呈中等程度，低密度脂蛋白胆固醇和总胆固醇增高的趋势逐渐下降，但氧化型低密度脂蛋白和小而致密的低密度脂蛋白的比例增高。

## 三、血脂异常对慢性肾脏疾病患者的影响

　　血脂异常是许多原发或继发性肾病的常见临床表现，参与肾脏病的发生和发展，且是动脉粥样硬化性心脑血管疾病发生的一个独立危险因素，因而血脂异常是影响慢性肾脏病患者预后的一个重要指标。

　　动物研究显示高脂血症可以引起肾脏损伤。流行病学研究亦表明，高胆固醇及高甘油三酯血症可导致肾功能的下降。在 Physicians'Health 研究中，对 4 483 例健康男性随访 14 年后发现，血脂异常与慢性肾脏病发生相关。

　　慢性肾脏病患者心血管病的发生率为普通人群的 10～100 倍，大部分患者发展到终末期肾病之前已死于心血管病，而近 50% 的终末期肾病患者死于心血管病。慢性肾脏病患者的心血管病的发病原因较为复杂，其中高血脂是一项重要危险因素，可以导致动脉粥样硬化，增加心血管事件的发生率。对 14 856 例无冠心病的慢性肾脏病患者进行 10.5 年随访观察的研究显示，无论基础肾小球滤过率水平如何，高胆固醇血症或高甘油三酯血症的患者发生心血管事件的危险性均增加。对于终末期肾病患者，血脂异常与心血管病的关系尚未达成一致的结论。有些研究表明终末期肾病患者血浆胆固醇水平与心血管事件发生率呈负相关，但

也有研究发现，在排除炎症及营养不良之后，胆固醇水平与心血管事件的发生率仍呈正相关。

### 四、慢性肾脏疾病患者药物调脂治疗

对于慢性肾脏病患者，调脂治疗可以采用饮食控制、药物、透析等方法，其中关于羟甲基戊二酸单酰辅酶 A 还原酶抑制剂———他汀类药物的证据最为充分。

#### 1. 调脂治疗对慢性肾脏病患者心血管病的作用

临床研究已证实在无慢性肾病的冠心病患者中使用他汀类药物，可以有效地降低心血管事件的发生率。因此，推测他汀类药物对于预防慢性肾脏病患者发生心血管事件也有效。但早期的证据主要来自小规模临床试验或大规模临床试验的亚组分析，证据强度不够。Strippoli 等于 2006 年 7 月检索关于在慢性肾脏病患者中实施的他汀类药物与安慰剂对比的随机对照临床试验，进行荟萃分析后发现 23 000 余例慢性肾脏病患者（包括慢性肾脏病所有阶段）中，他汀类药物使心血管性死亡相对风险降低 19%（RR＝0.81，$P < 0.01$），非致死性心血管事件降低 22%（RR＝0.78，$P < 0.01$），但并不降低全因死亡率。在慢性肾脏病不同阶段的患者之间，他汀类的作用无统计学差异。近年来，随着几项较大规模的临床试验结果的发表，他汀类药物的心血管保护作用的证据更加充分。

4D（Die Deutsche Diabetes Dialyses）研究入选 1 255 例伴有 2 型糖尿病的血透患者，分别给予阿托伐他汀 20mg/d 或安慰剂，随访 4 年；阿托伐他汀组低密度脂蛋白胆固醇较安慰剂组降低了约 40%［1.27mmol/L（49.0mg/dl）］，但是两组之间一级复合终点事件（包括心源性死亡、非致死性心肌梗死和卒中）并无差异。根据上述研究结果，2007 年 K/DOQI 指南推荐，在糖尿病和慢性肾脏病 1~4 期的患者中，低密度脂蛋白胆固醇＞2.6mmol/L 者应接受他汀类药物治疗（证据水平 B），接受透析的 2 型糖尿病患者若没有特殊心血管治疗指征一般不接受他汀类药物治疗。如果 2 型糖尿病患者在透析前已经使用他汀类药物，那么接受透析后仍然可以继续使用（证据水平 A）。

AURORA（An Assessment of Survival and Cardiovascular Events Study，AURORA）研究共纳入 2 776 例血透的患者，分别给予瑞舒伐他汀 20mg/d 或安慰剂，平均随访 3.8 年，一级复合终点包括心血管源性死亡、非致死性心肌梗死和非致死性卒中。尽管瑞舒伐他汀组低密度脂蛋白胆固醇较安慰剂组降低了约 43%［1.1mmol/L（42.5mg/dl）］，但两组间一级终点无统计学差异。

ALERT（Assessment of Lescol in Renal Transplantation Study，ALERT）研究共纳入 2 102 例肾移植患者，分别给予氟伐他汀 40mg/d 或安慰剂，随访 5~6 年，

结果显示：氟伐他汀组低密度脂蛋白胆固醇较安慰剂组降低 32%，尽管治疗组较安慰剂组一级终点事件（包括心源性死亡、非致死性心肌梗死和冠状动脉介入手术）风险降低 [RR0.83（95%CI0.64~1.06），$P=0.139$]，但并未达统计学意义。SHARP（Study of Heart and Renal Protection）研究是迄今为止关于慢性肾脏病患者降脂治疗规模最大的随机对照临床试验。共入选来自 18 个国家的 9 438 例慢性肾脏病患者，其中透析患者 3 023 例，分别给予辛伐他汀 20mg/依折麦布 10mg 复方片或安慰剂，随访 4.9 年，结果显示：辛伐他汀 20mg/依折麦布 10mg 复方片组低密度脂蛋白胆固醇降低 0.85mmol/L（32.8mg/dl），主要动脉粥样硬化性事件（非致死性心肌梗死、冠状动脉性死亡、非出血性卒中和血管重建术）率比安慰剂组相对降低 17%。由于该研究巨大的样本量和长时间的随访，使得其有足够的统计学效能。此外，上述结果与既往在非慢性肾脏病患者中看到的他汀类药物的效能非常一致，即低密度脂蛋白胆固醇每降低 1mmol/L（38.6mg/dl），主要动脉粥样硬化性血管事件风险降低 20%，获益程度与低密度脂蛋白胆固醇降低的绝对幅度正相关。

因此他汀类药物降脂治疗对于预防慢性肾脏病患者发生动脉粥样硬化事件的疗效得以明确，这是慢性肾脏病患者治疗领域的重大突破。值得注意的是，SHARP 研究中仅 2/3 的患者坚持服用研究药物，因此低密度脂蛋白胆固醇的降低幅度仅为 0.85mmol/L（32.8mg/dl）。如果认识到治疗的明确益处，进一步提高对治疗的依从性，将更大程度地降低低密度脂蛋白胆固醇，从而更大程度地降低事件率。然而，治疗组与安慰剂组相比，血管性死亡及全因死亡率并无差异，这主要是由冠状动脉性死亡在血管性死亡中所占比例较小所致。此外，SHARP 研究的样本量尚不足以分别对透析患者与非透析患者进行评估，但统计分析并未显示两组患者之间存在差异。因此，SHARP 研究的结果显示对于所有慢性肾脏病患者，20mg 辛伐他汀/10mg 依折麦布复方片可有效降低动脉粥样硬化性血管事件。

4D、AURORA 及 ALERT 研究均未能显示他汀类药物对于终末期肾病患者的益处。表面看来，SHARP 研究似乎与之矛盾。但仔细分析，就单独每种终点事件而言，SHARP 与前面 3 项临床试验的结果基本是一致的，且他汀类药物对于慢性肾脏病患者或非慢性肾脏病人群的作用也基本一致。不同之处在于，SHARP 研究的一级复合终点全部是动脉粥样硬化性事件（包括血管重建术），且总体样本量更大，因此具有更大的统计学效能。而 4D、AURORA 及 ALERT 研究未能证明他汀可以降低透析患者心血管事件的发生率，原因一方面是终点事件数较少，另一方面是他汀类药物有效的动脉粥样硬化性事件在一级终点事件中所占的比例较小。例如，4D 与 AURORA 研究中，血管原因的死亡占一级终点事件的 50%，他汀治疗对这部分事件的预防作用不明显。

对 4D、AURORA、ALERT 和 SHARP 等 4 项研究进行荟萃分析显示，他汀降脂治疗可明确降低非致死性心肌梗死和血管重建术的风险，且从他汀治疗的获益程度与非慢性肾脏病患者相似。

贝特类药物降低甘油三酯的作用明确，主要用于甘油三酯水平较高时，预防急性胰腺炎的发生。烟酸可有效升高高密度脂蛋白胆固醇水平，适度降低甘油三酯、低密度脂蛋白胆固醇水平。依折麦布为胆固醇吸收抑制剂，常用剂量 10mg，使低密度脂蛋白胆固醇降低约 18%，与他汀类药物合用，可进一步降低低密度脂蛋白胆固醇、甘油三酯。上述药物对慢性肾脏病患者的心血管保护作用尚不明确。

### 2. 降脂治疗对于肾脏功能的作用

动物实验曾提示，他汀类药物不但能有效地降低血脂水平，而且还可以延缓不同肾病模型的进展。一些小样本的临床研究或基于亚组的事后分析也提示他汀类降脂药物可以明显减少蛋白尿，延缓肾小球滤过率下降。但 Strippoli 等的荟萃分析显示肾小球滤过率并无改善。

大规模的随机对照临床试验也未证实降脂治疗对于肾脏的保护作用。SHARP 研究中 6 247 例非透析患者，两组之间肾病终点事件的发生率（终末期肾病 33.9%对 34.6%，$P = 0.41$；终末期肾病或死亡 47.3%对 48.3%，$P = 0.34$；终末期肾病或肌酐值升高 2 倍 38.2%对 40.2%，$P = 0.09$）并无显著差异。ALERT 研究也显示 2 102 例肾移植患者研究中，接受氟伐他汀治疗者与服用安慰剂者相比，肾脏病复合终点事件（移植失败或血肌酐水平翻倍）发生率并无差异。

### 3. 调脂治疗的安全性

慢性肾脏病患者对大多数他汀类药物耐受性较好。SHARP 研究证实，慢性肾脏病患者长期服用小剂量他汀联合依折麦布治疗安全有效。他汀药物主要不良反应为头痛、失眠、抑郁和腹痛、恶心等消化道症状。少部分患者可出现肝炎、肌病等严重不良反应。其不良反应与剂量及血浆浓度有关。当其与 CYP3A4 的抑制剂合用时，血浆浓度增加，不良反应可能增加。肾功能下降会导致他汀药物的药代动力学发生改变，需视肾功能情况调整药物剂量（表 4.2）。但阿托伐他汀仅不足 2%代谢产物经肾脏排泄，无需根据肾脏功能调节剂量。

表4.2　肾功能不全患者他汀类药物的推荐剂量

| 肌酐清除率 | 药物（mg/d） | | | | |
|---|---|---|---|---|---|
| （ml/min） | 阿托伐他汀 | 氟伐他汀 | 普伐他汀 | 洛伐他汀 | 辛伐他汀 |
| >80 | 10~80 | 20~80 | 10~40 | 10~40 | 5~80 |
| 80~50 | 10~80 | 20~80 | 10~40 | 10~40 | 5~20（初始剂量） |
| 50~30 | 10~80 | 20~80 | 10（初始剂量） | 10~40 | 5~20（初始剂量） |
| 30~10 | 10~80 | 20~80 | 10（初始剂量） | 5~10 | 5~20（初始剂量） |
| <10 | 10~80 | 20~80 | 10（初始剂量） | NA | 5~20（初始剂量） |
| 血液透析 | 10~80 | 20~80 | 10（初始剂量） | NA | 5~20（初始剂量） |
| 腹膜透析 | 10~80 | – | 10（初始剂量） | NA | 5~20（初始剂量） |

# 五、结论

　　血脂异常与肾脏病关系密切，同时血脂异常可以增加慢性肾脏病患者罹患心血管事件的风险。大规模临床试验及荟萃分析已证实对慢性肾脏病患者采用以他汀类药物为主的降低密度脂蛋白胆固醇治疗可明显降低其罹患动脉粥样硬化事件的风险且安全性良好，但对改善肾功能、延缓肾脏功能恶化并无明确作用。因此，临床医生应根据慢性肾脏病患者心血管病的风险进行评估，给予合理的调脂治疗。

（张丽华）

# 冠心病合并血脂异常的治疗

## 一、高脂血症对冠心病的危害

血脂异常是冠心病最重要的危险因素之一。大量研究表明冠心病的发病率和死亡率的升高与血浆胆固醇水平的升高密切关联。最具影响力的研究包括七国研究（Seven Countries Study），该研究历经 10 年发现血总胆固醇（TC）水平在影响冠心病发病率方面起关键作用，心血管病死率随总胆固醇水平增高而增高。美国弗明翰心脏研究（Framingham Heart Study）通过 30 年追踪调查证实，血 TC 水平>7.8mmol/L（300mg/dl）的患者中冠心病的发生率为 90%。血 TC 水平 ≥ 8.0mmol/L（310mg/dl）的患者比 TC 水平<4.9mmol/L（190mg/dl）者发生冠心病的危险增加 7 倍。人体动脉粥样硬化的组织病理学研究也证实胆固醇是动脉粥样硬化斑块的主要成分。可以说，没有胆固醇就没有动脉粥样硬化斑块以及由此所诱发的冠心病，故而高胆固醇血症被视为冠心病最重要的危险因素之一。

血液中的胆固醇约 60% 是在低密度脂蛋白（LDL）内。一般情况下，胆固醇浓度的升高与血清低密度脂蛋白胆固醇低密度脂蛋白胆固醇水平呈平行关系。胆固醇进入血管内皮下成为动脉粥样硬化斑块的主要成分主要是通过低密度脂蛋白。低密度脂蛋白通过血管内皮进入血管壁内，被氧化修饰成氧化型低密度脂蛋白（OX-LDL），巨噬细胞吞噬 OX-低密度脂蛋白后形成泡沫细胞。泡沫细胞不断增多、融合形成动脉粥样硬化的脂质斑块。同时，在动脉粥样硬化的过程中持续发生慢性炎症系列反应，低密度脂蛋白是该种炎症反应的始动和维持要素。因此，低密度脂蛋白是我们干预的最重要靶点。

## 二、冠心病降脂治疗的靶点

临床常规检验 TC、高密度脂蛋白胆固醇（HDL-C）、低密度脂蛋白胆固醇（LDL-C）和甘油三酯（TG）。很多研究表明极低密度脂蛋白（VLDL-C）与动脉粥样硬化性心血管疾病（ASCVD）的发病风险也密切相关，因此极低密度脂蛋白胆固醇应成为降脂治疗的另一个目标。我们把 LDL-C 与 VLDL-C 统称为非高密度脂蛋白胆固醇，包括了所有致动脉粥样硬化性脂蛋白中的胆固醇，因此非高密度脂蛋白胆固醇可作为降低密度脂蛋白胆固醇治疗的替代指标。临床上，总胆固醇减去高密度脂蛋白胆固醇获得非高密度脂蛋白胆固醇数值。流行病学研究也发现高密度脂蛋白胆固醇水平降低和甘油三酯水平增高的患者，动脉粥样硬化性心血管疾病的发病风险也增高。但是，近年来的临床研究表明升高高密度脂蛋白胆固醇和（或）降低甘油三酯水平未能降低主要心血管终点事件的发生率。因此，我们目前仍建议以低密度脂蛋白胆固醇为主要靶点，非高密度脂蛋白胆固醇为次要目标。在保证低密度脂蛋白胆固醇达标的前提下，力争将高密度脂蛋白胆固醇和甘油三酯控制于理想范围内（高密度脂蛋白胆固醇≥1.04mmol/L，甘油三酯<1.7mmol/L），以降低冠状动脉粥样硬化的剩余风险。

## 三、降脂治疗在冠心病一级预防中的作用

近50年世界范围的降胆固醇防治冠心病研究显示血浆胆固醇每降低1%，冠心病事件风险降低2%。对于高胆固醇血症的患者无论是通过调整饮食结构，减少食物中的饱和脂肪酸与胆固醇的摄入，还是通过口服降胆固醇药物治疗，降低血胆固醇水平均可以降低冠心病的死亡率和心肌梗死的发生率。WOSCOPS纳入6585例高胆固醇血症、无冠心病的男性患者，经普伐他汀40mg/d平均治疗4.9年，治疗组非致死性心肌梗死或冠心病死亡的相对危险度下降31%。冠心病死亡率降低32%，总死亡率降低22%。因此，降胆固醇治疗在冠心病一级预防中的意义重大。

对于无动脉粥样硬化性心血管疾病的心血管低危、中危、高危患者（血脂异常危险分层见表4.3），我国2007年指南所推荐的低密度脂蛋白胆固醇目标值分别为<4.14mmol/L（160mg/dl）、3.37mmol/L（130mg/dl）和2.7mmol/L（150mg/dl）（与之相应的非高密度脂蛋白胆固醇目标值为低密度脂蛋白胆固醇目标值+0.78 mmol/L），超过此值即应启动生活方式干预和（或）药物治疗。基于近年来的多项研究结果提示，在一定范围内继续降低低密度脂蛋白胆固醇或非高密度脂蛋白胆固醇水平可能有助于进一步降低患者心血管风险，在充分权衡药物治疗的获益/风险以及卫生经济状态后，可考虑更严格的控制胆固醇（例如将心血管低、中危患者低密度脂蛋白胆固醇降低至<2.6 mmol/L）。

表 4.3 2007 年中国胆固醇教育计划血脂异常危险分层方案

| 危险性分层 | TC 5.18~6.19mmol/L<br>（200~239mg/dl）或<br>LDL-C 3.37~4.12 mmol/L<br>（130~159mg/dl） | TC≥6.22 mmol/L<br>（240mg/dl）或<br>LDL-C≥4.14 mmol/L<br>（160mg/dl） |
|---|---|---|
| 无高血压且其他危险因素[1]<3 个 | 低危 | 低危 |
| 无高血压且其他危险因素≥3 个 | 低危 | 中危 |
| 高血压且其他危险因素≥1 个 | 中危 | 高危 |
| 冠心病及其等危症[2] | 高危 | 高危 |
| 急性冠状动脉综合征或冠心病合并糖尿病 | 极高危 | 极高危 |

注 1：其他危险因素包括年龄（男≥45 岁，女≥55 岁）、吸烟、低高密度脂蛋白胆固醇、肥胖和早发缺血性心脏病家族史

注 2：冠心病等危症包括糖尿病、缺血性卒中、周围动脉疾病、腹主动脉瘤和症状性颈动脉病

## 四、降脂治疗在冠心病二级预防中的作用

### 1. 稳定性冠心病的降胆固醇治疗

第一项应用他汀强效降脂的临床试验即北欧辛伐他汀生存研究（4S）证实大幅度降低胆固醇（总胆固醇降低 25%，低密度脂蛋白胆固醇降低 35%）使冠心病患者总死亡相对风险下降 30%，冠心病死亡相对风险下降 42%，从而显著减少稳定性冠心病患者的总死亡率、心血管死亡和非致死性心肌梗死。这一结果在之后一系列的他汀降低密度脂蛋白胆固醇的临床试验中得到反复印证。因此，降胆固醇治疗效果为胆固醇与冠心病关系的确定提供了最直接的证据，也奠定了他汀类药物防治冠心病的核心地位。

这部分人群降脂治疗按照我国现行的 2007 年成人血脂异常防治指南建议，所有确诊冠心病或其等危症（其他动脉粥样硬化性心血管疾病、糖尿病）或 10 年发生主要冠脉事件的危险性在 10%~15%者，在血脂异常危险分层中均属于高危人群，建议改善性生活方式治疗及药物治疗应在低密度脂蛋白胆固醇≥2.6 mmol/L 开始，主要目标值为低密度脂蛋白胆固醇控制在<2.6 mmol/L。

### 2. 急性冠脉综合征患者的降脂治疗

急性冠脉综合征患者的强化降脂治疗获益在临床研究中得到证实。这些研究结果支持急性冠脉综合征尽早强化降胆固醇治疗可获得临床益处，降低死亡率。心肌梗死患者普伐他汀或阿托伐他汀评估治疗研究（PROVE-IT）比较了急性冠

脉综合征患者服用普伐他汀 40mg 将低密度脂蛋白胆固醇降至 2.6mg/L 或阿托伐他汀 80mg 强化降低密度脂蛋白胆固醇降至 1.8mg/L。结果表明阿托伐他汀 80mg 强化治疗组总死亡率、心肌梗死、血管重建治疗及脑卒中的发生率较普伐他汀组降低 16%，该研究提示对急性冠脉综合征患者尽早服用大剂量他汀，持续降低低密度脂蛋白胆固醇水平，可获得更多临床益处。降脂治疗除了减少动脉壁脂蛋白的滞留外，还可以改善血管内皮功能、抗炎、对稳定动脉粥样硬化斑块起到一定作用。

按照我国 2007 年成人血脂异常防治指南，急性冠状动脉综合征或动脉粥样硬化性心血管疾病合并糖尿病的患者发生不良心血管事件的风险进一步增高，被视为极高危人群。我国指南建议将其低密度脂蛋白胆固醇控制于 <2.1 mmol/L。近年发表的多项临床研究结果显示，对于高危或极高危的动脉粥样硬化性心血管疾病患者，进一步降低低密度脂蛋白胆固醇水平可能更多获益。

在近期的《Lancet》杂志上，降胆固醇治疗协作组（CTT）报道了在不同水平心血管风险中，经他汀治疗后，低密度脂蛋白胆固醇每降低 1mmol/L，其主要心血管事件的相对风险（RR）值下降 20%，无论男女老少、是否有心血管疾病都会获益。降胆固醇治疗协作组 2010 年发表的荟萃分析显示，与低密度脂蛋白胆固醇≥2.0 mmol/L（80mg/dl）的患者相比，基线低密度脂蛋白胆固醇低于此水平的患者应用他汀治疗仍可获益。降胆固醇治疗协作组分析重申了更高剂量他汀药物达到更大益处的观点。基于上述研究结论，在我国成人血脂异常防治指南的基本框架内，2014 年 CCEP 专家组建议应用他汀类药物将动脉粥样硬化性心血管疾病患者的低密度脂蛋白胆固醇控制于 <1.8 mmol/L（70mg/dl）（非高密度脂蛋白胆固醇 <2.6 mmol/L）（表 4.4）。但要充分考虑患者获益/风险比以及药品价格等因素，若经他汀治疗后患者低密度脂蛋白胆固醇不能达到此目标值，可将基线低密度脂蛋白胆固醇水平降低 50% 作为替代目标。若经他汀类药物治疗，患者的低密度脂蛋白胆固醇 <1.0 mmol/L（38.6mg/dl），可以考虑减小他汀剂量，但要监测血脂参数。

2007 年我国指南中所界定的极高危患者（即急性冠状动脉综合征或动脉粥样硬化性心血管疾病合并糖尿病）以及冠状动脉介入治疗围手术期患者采取和前述高危患者同样的治疗策略。2014 年 CCEP 专家建议，若患者不能耐受中等强度他汀治疗，可考虑以下措施：①更换另一种药代动力学特征不同的他汀；②减少他汀剂量或改为隔日一次用药；③换用其他种类替代药物（如胆固醇吸收抑制剂-依折麦布）；④单独或联合使用贝特类或烟酸缓释剂；⑤进一步强化生活方式治疗。若患者需要使用但不能耐受大剂量他汀治疗，可用中小剂量他汀联合依折麦布。经过常规剂量他汀治疗后若其低密度脂蛋白胆固醇仍不能达标，可在密切

监视下增加他汀剂量，不同基线特征患者启动他汀治疗的时机与目标值如表 4.4
所示。

#### 表 4.4 他汀降胆固醇治疗的目标值

| 临床疾患和（或）危险因素 | 目标 LDL-C 水平 |
| --- | --- |
| 动脉粥样硬化性心血管疾病 | <1.8mmol/L（70mg/dl） |
| 糖尿病+高血压或其他危险因素 | <1.8mmol/L（70mg/dl） |
| 糖尿病 | <2.6mmol/L（100mg/dl） |
| 高血压+1 项其他危险因素 | <2.6mmol/L（100mg/dl） |
| 高血压或 3 项其他危险因素 | <3.4mmol/L（130mg/dl） |

总之，降脂治疗贯穿于冠心病治疗的整个过程，他汀对降低主要心血管事件
的贡献得到众多临床试验的验证。根据不同人群的危险性分层，确定其治疗目标
值，同时根据患者低密度脂蛋白胆固醇及总胆固醇水平，启动改善性生活方式治
疗和药物治疗。近年，国外降胆固醇治疗的方向趋于更加严格，但是，大多数他
汀强化治疗的临床试验是针对欧美人群。我国人群对他汀的耐受性有别于欧美人
群，因此，根据我国人群特点，选择有效而安全的降脂治疗需要我们不断探索。

（白玉蓉）

# 老年血脂异常患者药物治疗

老年人是心血管事件的高危人群。据统计，死于心血管疾病的患者中 80% 以上为年龄>65 岁的老年人。血脂异常不但是冠心病发病的独立危险因素，而且其导致的心血管风险随增龄而呈指数增加。因此，积极控制血脂异常，对降低老年人心血管事件的发生率具有重要意义。近年来，他汀类药物作为最强的调脂药物，成为各国血脂异常管理指南推荐的主要治疗措施。老年血脂异常患者如何规范应用他汀类药物正日益受到人们的关注。

## 一、他汀类药物防治老年心血管疾病的临床证据

在临床实践中，老年心血管疾病患者他汀类药物使用严重不足。除重视不够外，临床医师对老年人使用他汀类药物能否获益信心不足也是一个重要原因。事实上，现有的循证医学证据充分显示，老年人调脂治疗同样能显著改善预后。在冠心病一级预防试验中，WOSCOPS 等多个研究的老年亚组分析一致证实，他汀类药物显著减少老年患者心血管事件和心血管死亡。2008 年公布的 JUPITER 研究进一步显示，瑞舒伐他汀治疗 70 岁以上老年患者可降低心肌梗死、血管重建和心血管死亡等联合一级终点事件约 39%，与 70 岁以下人群的获益程度相似，为老年患者冠心病一级预防提供了更充分的证据。

他汀类药物治疗在老年冠心病的二级预防中也积累了丰富的经验。PROSPER 研究是为数不多专为老年人设计的他汀类药物临床试验之一。该研究入选 5804 例 70~82 岁有冠状动脉疾病或危险因素的老年患者，经过平均 3.2 年普伐他汀 40mg/d 的治疗，主要终点事件（冠心病死亡、非致命性心肌梗死或卒中等）发生率降低 15%，冠心病死亡和非致死性心肌梗死降低 19%。2008 年 Afilalo 等对 9 项临床试验进行荟萃研究分析，共纳入 19 569 例 65~82 岁的老年冠心病患者。研究结果显示，他汀类药物治疗使老年冠心病患者总死亡率降低 22%，非致死性心肌梗死风险降低 34%，血运重建减少 30%。另有研究显示，与 65 岁以下成年人比较，他汀类药物对 65 岁以上老年冠心病患者心血管事件绝对风险的降低更为明显，提示应积极推广他汀类药物在老年冠心病二级预防中的应用。同时，值得注意的是，现有他汀类药物临床试验入选的受试者年龄多在 60~75 岁，缺乏专门针对 80 岁以上高龄老年患者的大规模随机对照研究，对于这部分人群进行他汀类药物干预的获益与风险尚需进一步评估。

## 二、老年患者他汀类药物治疗的安全性

目前，公布的老年人群试验不但充分肯定了应用他汀类药物治疗的临床益处，同时患者总体死亡率显著降低，非心血管病死亡率没有增加，说明他汀类药物长期应用具有良好的安全性和耐受性。研究发现，仅有极少数老年患者出现肝功能异常、肌酶异常和肌病等不良反应，多发生于用药后的 1~3 个月，并与用药剂量相关。随着用药剂量增加，不良反应也相应增加。

他汀类药物引起的肝功能异常主要表现为丙氨酸氨基转移酶升高，其中丙氨酸氨基转移酶升高>3 倍正常上限的概率为 0.5%~2.0%。减量或停药后多恢复至服药前水平。他汀类药物引起丙氨酸氨基转移酶升高属于类效应，至今未发现他汀类药物引起药物性肝衰竭的报道。

他汀类药物的肌肉毒性常表现为肌酸激酶升高，有些患者出现肌痛和无力等肌病症状，严重者出现横纹肌溶解、血清肌红蛋白水平明显升高、进行性肾功能减退甚至尿毒症，这是他汀类药物最严重的不良反应，必须高度警惕。服用他汀类药物的整个人群中，肌病的发生率为 0.1%~0.2%，横纹肌溶解症发生率为 1/百万处方。有报道老年患者使用他汀类药物后出现肌肉毒性症状的发生率是 0.8%~13.2%。

## 三、他汀类药物的作用机制、种类及特点

他汀类药物通过抑制胆固醇合成的限速酶 3-羟基-3-甲基戊二酰辅酶 A 还原酶，抑制肝细胞内胆固醇的合成，上调肝细胞表面低密度脂蛋白胆固醇受体的密度和活性，从而显著降低低密度脂蛋白胆固醇水平。此外，其还抑制极低密度脂蛋白的合成。因此，他汀类药物能显著降低总胆固醇、低密度脂蛋白胆固醇和载脂蛋白 B，也降低甘油三酯和轻度升高高密度脂蛋白胆固醇水平。目前，常用的他汀类药物中，洛伐他汀、辛伐他汀和普伐他汀为天然他汀，氟伐他汀、阿托伐他汀和瑞舒伐他汀为人工合成的他汀。洛伐他汀、辛伐他汀、氟伐他汀和阿托伐他汀为亲脂性他汀，普伐他汀和瑞舒伐他汀为亲水性他汀。血脂康胶囊为复合成分，1.2g 血脂康胶囊约含 10mg 洛伐他汀。由表 4.5 可见上述药物要达到降低 30%~40%低密度脂蛋白胆固醇幅度所需剂量。

表 4.5　他汀类药物降低低密度脂蛋白胆固醇水平 30%~40%所需剂量

| 药物 | 剂量（mg/d） | 降低低密度脂蛋白胆固醇（%） |
|---|---|---|
| 阿托伐他汀 | 10 | 39 |
| 洛伐他汀 | 40 | 31 |
| 普伐他汀 | 40 | 34 |
| 辛伐他汀 | 20~40 | 35~41 |
| 氟伐他汀 | 40~80 | 25~35 |
| 瑞舒伐他汀 | 5~10 | 39~45 |

## 四、老年患者血脂异常的治疗

目前发布的血脂异常管理指南包括《欧洲血脂异常管理指南》、《美国胆固醇教育计划成人治疗组第三次报告》以及《中国成人血脂异常防治指南》等。其中，2013 年出版的《欧洲血脂异常管理指南》汲取了当前多项循证医学研究的成果，对血脂干预提出了更为详尽的措施。该指南认为，由于血清总胆固醇尤其是低密度脂蛋白胆固醇水平是冠心病发病最重要的危险因素，因此，推荐将控制低密度脂蛋白胆固醇作为老年血脂管理的首要靶标。若其他血脂指标情况不明，可考虑将总胆固醇作为治疗靶点。对于合并混合型血脂异常、2 型糖尿病、代谢综合征或慢性肾脏病的老年患者，还应将非高密度脂蛋白胆固醇和载脂蛋白 B 列为次要目标。

在具体治疗策略方面，2013 年《欧洲血脂异常管理指南》明确指出，应首先根据老年患者的全身情况和合并疾病判断是否为冠心病危险人群，进行危险分层，确定低密度脂蛋白胆固醇的目标水平。之后在改变生活方式的基础上，积极应用他汀类药物等进行调脂治疗。

按照该指南的危险分层，冠心病极高危人群包括心血管疾病、2 型糖尿病、1 型糖尿病合并靶器官损害（如微量白蛋白尿）、中重度慢性肾脏病［肾小球滤过率<60ml/（min·1.73m$^2$）］、系统性冠状动脉风险评分>10%的患者。其中，心血管疾病是指通过有创伤或无创检查（如冠状动脉造影、核医学成像和超声心动图负荷试验）诊断的冠状动脉疾病、超声发现颈动脉斑块、陈旧性心肌梗死、急性冠状动脉综合征、冠状动脉以及其他动脉血运重建手术、缺血性卒中、外周动脉疾病。同时，低密度脂蛋白胆固醇的治疗目标值较以往更趋严格，极高危患者的低密度脂蛋白胆固醇目标值需要控制在 1.8mmol/L 以下和（或）低密度脂蛋白胆固醇下降>50%（证据等级Ⅰ/A）。这意味着即使是稳定性心绞痛的老年患者，其低密度脂蛋白胆固醇也要达到 1.8mmol/L 水平以下。高危人群是指单个危险因素显著升高、5%≤系统性冠状动脉风险评分<10% 的患者，其低密度脂蛋白胆固醇目标值为<2.5mmol/L（证据等级Ⅱa/A）。中危人群是指 1%≤系统性冠状动脉风险评分<5% 的患者，其低密度脂蛋白胆固醇要求达到<3.0mmol/L（证据等级Ⅱa/C）。系统性冠状动脉风险评分<1% 的患者被列为低危人群，指南未推荐低密度脂蛋白胆固醇达标值。

## 五、老年患者长期应用他汀类药物需注意的问题

### 1. 治疗强调个体化

在健康生活方式的基础上，倡导个体化的调脂药物治疗，即根据血脂水平和冠心病的危险分层，充分考虑调脂治疗原则和目标值，选择合适的他汀类药物，确定初始剂量，然后根据治疗反应调整剂量。

### 2. 避免盲目使用大剂量他汀类药物

多数老年患者中，小剂量的他汀类药物即可使血脂达标。应避免盲目使用大剂量他汀类药物带来的副作用。

### 3. 定期检测肝功能和肌酶

开始服用他汀类药物后，应定期观察肝功能和肌酶。通常用药后最初 4~6 周复查 1 次，之后 3~6 个月复查 1 次；1 年后病情稳定者 6~12 个月复查 1 次。若丙氨酸氨基转移酶升高在正常上限 3 倍以下，可继续用药并严密观察；对于丙氨酸氨基转移酶升高大于正常上限 3 倍以上者，复查后仍升高则应停药，停药后复查肝功能直至恢复正常。无症状的肌酶升高大多属于良性，但若肌酶升高超过正常上限 5 倍以上应停药；肌酶升高在正常上限 5 倍以下，可将他汀类药物减量或继续严密观察。如果出现肌无力或肌痛，即使肌酶正常也提示他汀类药物诱发肌损伤的可能，此时应停用他汀类药物，观察症状变化及监测肌酶变化，再次应用他汀类药物以判定症状是否出现。

### 4. 注意药物之间的相互作用

临床上老年高脂血症患者常合并应用多种药物。必须注意的是，药物之间的相互作用可能使他汀类药物发生不良反应的概率增加。目前，常用的辛伐他汀、洛伐他汀及阿托伐他汀都主要经过肝脏内的细胞色素 P4503A4 代谢，氟伐他汀经过肝脏内的细胞色素 P4502C9 代谢，而普伐他汀不经细胞色素 P450 代谢。当与其他能抑制此酶的药物（如环孢霉素、大环内酯类、氮二烯五环类抗真菌药、蛋白酶抑制剂、萘法唑酮及米拉地尔）合用时，可导致血中他汀类药物浓度升高，肌酶升高的危险增加。其他临床常用的心血管药物（贝特类、烟酸、地高辛、维拉帕米及胺碘酮等）与他汀类药物应用也会引起肌酶升高，必须加以注

意。此外，大量饮用西柚汁、酗酒等也增加发生肌病的风险。

## 六、结语

既往在临床实践中，临床医师对于老年患者的调脂治疗认识不够，老年患者他汀类药物的处方率较低，有用药适应证的老年患者他汀类药物使用不足半数。随着指南更新及更多研究结果的问世，人们逐渐认识到应用他汀类药物积极治疗血脂异常是老年患者心血管疾病预防的重要组成部分。年龄不应成为规范应用他汀类药物的障碍。

（杜瑞雪）

# 第 五 章

# 血脂异常的社区管理与
临床路径研究

## 血脂异常的社区管理与健康教育

随着医疗卫生条件的改善和人民生活水平的提高，人类疾病谱和死亡谱已发生了根本变化，行为或生活方式已成为影响疾病谱和死亡谱的重要因素。人类许多不健康的行为和生活方式成为血脂异常发病的危险因素。血脂异常是公认的冠心病三大危险因素之一，但血脂异常发展缓慢，症状不典型，很难引起公众的重视。健康教育是一种有计划、有目的、有评价的教育活动，其教育的核心是通过卫生知识的传播和行为干预，改变人们的不健康行为，提高人们的健康水平。以健康教育为手段，让社区居民了解血脂异常的基本知识，利用心理学、行为医学等知识来改变社区居民的不良生活方式控制血脂异常，使人们以长期健康的生活方式来防治疾病。

### 一、血脂异常社区健康教育的必要性

健康教育是通过有计划、有组织、有系统的教育活动，促使人们自觉采纳有益于健康的行为和方式的活动过程。社区健康教育是通过信息传播和行为干预，帮助个人和群体掌握卫生保健知识，树立健康观念，自愿采纳有利的健康行为和生活方式的教育活动与过程。有效的社区健康教育既可以取得良好的社会效益，也可以通过引导社区居民采取正确的健康消费观念而取得良好的经济效益，是一个投入小而收益大的卫生服务项目。健康教育适应了医学模式的转变，其核心是教育人们树立健康意识、养成良好行为和生活方式，以降低或消除影响健康的危险因素，从而有效地防治疾病。

## 二、对社区血脂异常健康教育的评价及干预形式

有调查显示，居民卫生知识知晓率教育前为 42.8%，教育后为 87.9%；卫生行为形成率教育前为 45.6%，教育后为 71.3%。另有调查显示，在健康教育前有 50.09% 不知血脂高应忌口，而在健康教育满 2 年后 95.70% 的患者由于认识水平提高，他们的饮食行为有了明显的好转。从年龄上看，血脂增高呈年轻化趋势，若不加以教育改善，将使心脑血管病的发病率逐年上升，严重影响群体工作效率和生活质量。健康教育是实现这一目标最简单、最经济有效的途径。

健康教育形式要多样化，在社区开展电子宣教有利于提高护理的综合能力。家庭访视是社区护理的主要服务形式，社区还可以通过电视录像宣传、聘请组织有关专家举行健康知识讲座、填写《个人健康手册》、专家咨询和随访等方式进行健康教育，发放宣传品、张贴宣传画、组织各种趣味性健康教育活动等，并采用适当的激励机制。从 1987 年我国学者引用社区健康教育概念，提出建立健康教育实验小区的构想至今，经过 20 多年的发展，各地在城市社区健康教育模式方面进行了有益的探索，为下一步的研究工作积累了很多宝贵的经验。

## 三、血脂异常的社区健康教育内容

### 1. 血脂异常流行病学

我国人群血脂水平和血脂异常患病率虽然尚低于多数西方国家，但随着社会经济的发展，人民生活水平的提高和生活方式的变化，人群平均血脂水平正逐步升高，应引起居民的重视。2004 年公布的由 52 个国家参与的 Inter-Heart 病例对照试验数据显示，90% 的心肌梗死发病原因能够被日常生活中可检测、可控制、可改变的传统因素所解释并预测，按照这些危险因素的权重值排序如下：血脂异常、吸烟、糖尿病、高血压、腹型肥胖、缺乏运动、饮食缺少蔬菜水果、精神紧张。血脂异常已经排在危险因素的第 1 位。要让普通居民认识到自己的日常生活方式和行为习惯与血脂异常密切相关。

### 2. 血脂异常与心血管病的相关性

研究证明，血脂异常与冠心病的发病率呈正相关，为心血管疾病的主要危险因素。总胆固醇或低密度脂蛋白胆固醇升高是冠心病和缺血性卒中的独立危险因素之一。流行病学研究提示，高胆固醇血症、甘油三酯和脂蛋白（a）水平增高以及高密度脂蛋白水平降低均使冠心病的患病风险增加。总胆固醇每降低 1%，可使冠心病的发病率降低 2%；总胆固醇每下降 10%，冠心病死亡率降低 13% ~ 14%。总胆固醇水平降低 20% 可降低心血管病发生风险的 30%。由此可见血脂异常所致冠心病危险性不容忽视。

### 3. 防治目标

中国成人血脂异常防治指南（2007）指出我国人群的血脂合适水平总胆固醇 <5.18mmol/L（200mg/dl），甘油三酯<1.70mmol/L（150mg/dl），高密度脂蛋白胆固醇≥1.04mmol/L（40mg/dl），低密度脂蛋白胆固醇<3.37mmol/L（130mg/dl）。

### 4. 生活方式干预

由于血脂异常与饮食和生活方式有密切的关系，不论是否进行药物调脂治疗，都必须坚持控制饮食和改善生活方式，这是控制血脂异常的基本和首要措施。生活方式干预主要包括控制饮食、增强运动、减轻体重、戒烟限酒。生活方式干预6个月后，血脂控制不理想开始药物治疗。

4.1　控制饮食　国际上已有多个对膳食疗法荟萃分析的结果显示合理膳食具有良好的调脂、降压效果。降低膳食脂肪和胆固醇可降低总胆固醇 0.2～0.3mmol/L（7.72～11.6mg/dl），坚持饮食治疗（每天脂肪占总热量的 30%，其中饱和脂肪小于 10%，胆固醇小于 300mg）较普遍美国饮食降低总胆固醇 5%。研究表明，对饮食干预是否完全依从是影响饮食干预降脂效果的主要因素之一。不同的干预期降脂效果不同，干预期分别为 6 周、3 个月、6 个月、12 个月、24 个月的饮食干预，其降脂效果分别为 66%、85%、68%、55%、44%。《美国心脏协会 2006 饮食及生活方式建议》指出，饮食应当富含蔬菜和水果，选用全麦、高纤维食品、多食鱼，特别是含鱼油丰富的鱼，每周至少 2 次；尽可能减少加糖的食品和饮料的摄入；选用和制备低盐或无盐的食物限制饱和脂肪酸的摄入。

4.2　增强运动　运动可使血总胆固醇、低密度脂蛋白胆固醇、甘油三酯的浓度降低更大，并可防止由于低脂饮食导致的高密度脂蛋白胆固醇下降，运动对降脂有显著效果，且独立于饮食和体重改变之外。另一研究表明：运动+饮食治疗可降低低密度脂蛋白胆固醇，而无高密度脂蛋白胆固醇降低的副反应。运动治疗可提高胰岛素敏感性，有利于控制血糖，改善脂类代谢和减轻体重，并能增强体能，改善心、肺功能。世界卫生组织 2007 指南建议每日至少进行 30 分钟的中等强度运动。

4.3　减轻体重　减轻体重可降低低密度脂蛋白胆固醇水平和提高高密度脂蛋白胆固醇水平。体重每增加 1kg，甘油三酯增加 0.041mmol/L，高密度脂蛋白胆固醇降低 0.01mmol/L。美国心脏协会制定的《美国心脏协会 2006 饮食及生活方式建议》要求保持健康的体重（体重指数 18.5～24.9kg/m²）。

4.4　戒烟限酒　乙醇摄入量与心血管病风险呈 U 型关系已被前瞻性研究结果证实，即适量饮酒者比不饮酒和大量饮酒者的心血管病病死率都低，特别是红葡萄酒具有比较明显的心血管保护作用。吸烟可损伤血管内皮的天然屏障，降低血浆高密度脂蛋白胆固醇水平，降低低密度脂蛋白的自然抗氧化能力。

4.5　心理干预　血脂异常存在多个危险因素，以平和的心态面对疾病是非常重要的，应合理安排工作，在工作中不要给自己太多的压力；要学会放弃某些东西；遇到情绪波动时要多想一些愉快、有趣的事；也可以用听歌、跳舞、倾诉来缓解思想上的压力，力求保持心理平衡。

## 四、血脂异常社区健康教育的展望与不足

健康教育是社会发展和医学进步的必然产物，是医院由单纯治疗服务向预防、治疗护理、康复一体化保健服务转变的重要手段。健康教育已是护理工作中不可缺少的一项内容，需贯穿于病人入院、住院、出院的各个环节，使健康教育与系统的医疗护理相结合，促使病人自觉地采取有利于健康的行为，以改善、维持和促进健康。我们应将医院健康教育与社区健康教育有机地结合起来。目前，我国各省、市医院已逐渐开展了护理健康教育活动，取得了较明显的成绩，但客观地评价其水平，大体上还处于初始阶段。美国健康教育的研究已从疾病知识教育、健康教育形式拓展到对健康教育信念、态度、行为、评价手段、伦理道德以及健康教育与经济发展、社区护理、预防保健和健康促进等方面的研究。我国护理的观念仍局限在疾病教育方面，没有建立健康教育评价标准体系，缺乏科学的评价工具，影响了工作的开展。

健康教育是通过信息传播和行为干预，帮助个人和群体掌握卫生保健知识，树立健康观念，自觉采纳有利于健康的行为和生活方式的教育活动与过程。健康教育所发挥的影响力是长远的，所体现的辐射面是广阔的，所收到的社会效益是巨大的。只有当人们了解了有关健康的知识，建立起积极、健康的信念和态度，才有可能主动形成有益于健康的行为。

（李红艳　王　宏　刘　群）

# 农村血脂异常防治诊疗规范及路径

## 一、血脂异常的筛查

1. 以下情况重点筛查

①已有冠心病、脑血管病或周围动脉粥样硬化病者；②有高血压、糖尿病、肥胖、吸烟者；③有冠心病或动脉粥样硬化病家族史者，尤其是直系亲属中有早发冠心病或其他动脉粥样硬化性疾病者；④有皮肤黄色瘤者；⑤有家族性高脂血症者。建议每半年测一次。

2. 40 岁以上男性和绝经期后女性每年测一次。

3. 20 岁以上成人至少每 5 年测一次。

4. 血脂测定的注意事项

影响血脂准确测定的因素很多，如标本的来源、测定方法、仪器和试剂等，建议采取以下措施以便减少对血脂测定结果的影响：

（1）血脂分析前，受试者应处于稳定代谢状态，至少 2 周内保持一般饮食习惯和体重稳定。

（2）测定前 24 小时内不应进行剧烈体育运动。

（3）如血脂检测结果异常，在进一步处理前，应在 2 个月内进行再次测定，但与前次测定至少要相隔 1 周。

（4）在采血前一天晚 8 点钟开始禁食（包括零食），可少量饮水。于次日上午 8 至 10 时采空腹 12~14 小时晨间静脉血。除卧床不起者外，采血时一般取坐位，抽血前受试者至少应坐位休息 5 分钟。

（5）检测前最好停止应用影响血脂的药物（如血脂调节药、避孕药、某些降血压药、激素等）至少 2 周，否则应记录用药情况（药物名称、用药方法和剂量）。妊娠妇女应在产后或终止哺乳后 3 个月检测。

（6）静脉穿刺过程中止血带使用不应超过 1 分钟。

5. 血脂测定中各组分的临床意义

（1）总胆固醇　总胆固醇是指血液中各脂蛋白所含胆固醇之总和。影响总胆固醇水平的主要因素有年龄与性别、饮食习惯和遗传因素。

（2）甘油三酯　临床上所测定的甘油三酯是血浆中各脂蛋白所含甘油三酯的总和。甘油三酯水平也受遗传和环境因素的双重影响。甘油三酯升高很可能是通过影响低密度脂蛋白或高密度脂蛋白的结构，而具致动脉粥样硬化作用。血清甘油三酯水平轻至中度升高者患冠心病的危险性增加。当甘油三酯重度升高时，常可伴发急性胰腺炎。

（3）高密度脂蛋白胆固醇　高密度脂蛋白是人体内具有抗动脉粥样硬化的脂蛋白。大量的流行病资料表明，血清高密度脂蛋白胆固醇水平与冠心病发病成负相关，血清高密度脂蛋白胆固醇每增加 0.40mmol/L（15mg/dl），冠心病危险性降低 2%~3%。

（4）低密度脂蛋白胆固醇　低密度脂蛋白胆固醇增高是动脉粥样硬化发生、发展的主要脂质危险因素。一般情况下，低密度脂蛋白胆固醇与总胆固醇相平行，但总胆固醇水平也受高密度脂蛋白胆固醇水平的影响，故最好采用低密度脂蛋白胆固醇取代总胆固醇作为对冠心病及其他动脉粥样硬化性疾病的危险性评估。

## 二、血脂异常的定义

血脂异常指血浆中总胆固醇、低密度脂蛋白胆固醇和/或甘油三酯升高，高密度脂蛋白胆固醇降低（表5.1）。

表5.1　血脂水平分层标准

| 分层 | 血脂项目 mmol/L（mg/dl） | | | |
| --- | --- | --- | --- | --- |
| | TC | LDL-C | HDL-C | TG |
| 合适范围 | <5.18（200） | <3.37（130） | ≥1.04（40） | <1.70（150） |
| 边缘升高 | 5.18~6.19<br>（200~239） | 3.37~4.12<br>（130~159） | | 1.70~2.25<br>（150~199） |
| 升高 | ≥6.22（240） | ≥4.14（160） | ≥1.55（60） | 2.26（200） |
| 降低 | | | <1.04（40） | |

注：TC，总胆固醇；LDL-C，低密度脂蛋白胆固醇；HDL-C，高密度脂蛋白胆固醇；TG，甘油三酯。TC、LDL-C、HDL-C 的换算系数为 mg/dl×0.0259＝mmol/L；TG 的换算系数为 mg/dl×0.0113＝mmol/L

## 三、血脂异常危险分层

在了解了血脂水平后，还要了解有无高血压及其他危险因素［年龄（男≥45岁，女≥55岁）、吸烟、低高密度脂蛋白胆固醇、肥胖和早发缺血性心血管病家族史（一级男性亲属发病时<55岁，一级女性亲属发病时<65岁）］以及冠心病等危症［此类危症包括：缺血性卒中、周围动脉疾病、腹主动脉瘤、症状性颈

动脉病（如 TIA）、糖尿病]，以便于进行危险分层，因为患者的预后与伴随的危险因素和疾病密切相关（表 5.2）。

### 表 5.2　血脂异常的心血管危险分层

| 危险因素 | 危险分层 | |
| --- | --- | --- |
| | 总胆固醇 5.18~6.19mmol/L（200~239mg/dl）或 LDL-C 3.37~4.12mmol/L（130~159mg/dl） | 总胆固醇≥6.22mmol/L（240mg/dl）或 LDL-C≥4.14mmol/L（160mg/dl） |
| 无高血压且其他危险因素<3 | 低危 | 低危 |
| 高血压或其他危险因素≥3 | 低危 | 中危 |
| 高血压且其他危险因素≥1 | 中危 | 高危 |
| 冠心病及其等危症 | 高危 | 高危 |

注：其他危险因素包括：年龄（男≥45 岁，女≥55 岁）、吸烟、低高密度脂蛋白胆固醇、肥胖和早发缺血性心血管病家族史（一级男性亲属发病时<55 岁，一级女性亲属发病时<65 岁）。冠心病等危症包括：缺血性卒中、周围动脉疾病、腹主动脉瘤、症状性颈动脉病（如 TIA）、糖尿病。

## 四、血脂异常的治疗原则：包括非药物治疗和药物治疗

### （一）降脂目标

不同危险程度血脂水平调整的目标不同，具体见表 5.3。

### 表 5.3　调脂治疗目标值

| 危险等级 | 总胆固醇 | 低密度脂蛋白胆固醇 |
| --- | --- | --- |
| 低危 | <6.22mmol/L（240mg/dl） | <4.14mmol/L（160mg/dl） |
| 中危 | <5.18mmol/L（200mg/dl） | <3.37mmol/L（130mg/dl） |
| 高危 | <4.14mmol/L（160mg/dl） | <2.59mmol/L（100mg/dl） |
| 极高危 | <3.11mmol/L（120mg/dl） | <2.07mmol/L（80mg/dl） |

极高危：急性冠状动脉综合征，或缺血性心血管病合并糖尿病。

### （二）治疗

#### 1. 非药物治疗

饮食治疗和改善生活方式是血脂异常治疗的基础，即使必须增加药物治疗时

仍然需要坚持采用的治疗措施，尤其是对青少年患者及原发性高脂血症患者更应首选。

非药物治疗经济实用，且适用于任何类型的血脂异常患者，对多数血脂异常者不仅能调整血脂以及使调脂药更易发挥良好作用外，尚有改善糖耐量、恢复胰岛功能和减轻肥胖者体重等多重功效。

坚持改变饮食及改善生活方式措施的综合累积效果可使低密度脂蛋白胆固醇降低 20%～30%。

具体内容包括：

（1）饮食控制

a）控制总热量，适当减少碳水化合物的摄入量。少吃糖和甜食。每餐应八分饱。

b）食用油应采用含不饱和脂肪酸的植物油，如橄榄油、豆油、玉米油、花生油、葵花籽油、茶油、芝麻油等，每日烹调油用量 10～15ml。

c）减少饱和脂肪酸和胆固醇（动物脂肪及内脏、蛋黄、煎炸食品、奶油糕点、蟹黄、鱼子）的摄入，总脂肪供能应占总能量的 25～35%，饱和脂肪酸供能 ≤7%，胆固醇<200mg/d。

d）选择能够降低低密度脂蛋白胆固醇的食物，即含膳食纤维多的全谷物类（粗、杂粮）、蔬菜、水果、豆类。

e）碳水化合物占总能量的一半以上。

f）戒烟、限酒。一次饮酒，白酒<50ml，葡萄酒<200ml，啤酒<400ml。

**表 5.4　高脂血症膳食控制方案**

| 食物类别 | 限制量 | 选择品种 | 减少或避免品种 |
|---|---|---|---|
| 肉类 | 75g/d | 瘦猪肉、牛肉、羊肉、兔肉、去皮畜肉、鱼 | 肥肉、禽肉皮、加工肉制品（肉肠类）、鱼子、鱿鱼、动物内脏：肝、脑、肾、肺、胃、肠 |
| 蛋类 | 3～4 个/周 | 鸡蛋、鸭蛋、蛋清 | 蛋黄 |
| 奶类 | 250g | 牛奶、酸奶、脱脂奶 | 全脂奶粉、奶酪等奶制品 |
| 食用油 | 20g（2 平勺） | 花生油、菜籽油、豆油、葵花子油、色拉油、调和油、香油 | 棕榈油、猪油、牛羊油、奶油、鸡鸭油、黄油 |
| 糕点、甜食 | | 建议不吃 | 油饼、油条、炸糕、奶油蛋糕、冰淇淋、雪糕 |
| 糖 | 10g/d（1 平勺） | 白糖、红糖 | |

| 食物类别 | 限制量 | 选择品种 | 减少或避免品种 |
|---|---|---|---|
| 新鲜蔬菜 | 400~500g/d | 深绿色蔬菜、红黄色蔬菜 | |
| 新鲜水果 | 50g/d | 各种水果 | 加工果汁、加糖果味饮料 |
| 盐 | <6g/d（半勺） | | 黄酱、豆瓣酱、咸菜 |
| 谷类 | 500g/d（男）*<br>400g/d（女）* | 米、面、杂粮 | |
| 干豆 | 30g/d | 黄豆（或豆腐150g/d、豆制品、豆腐干等45g/d） | 油豆腐、豆腐泡、素什锦 |

* 指脑力劳动或轻体力劳动、体重正常者。

（2）运动　增加有规律的体力活动，减轻体重。运动量：每次 30 分钟快走 3 公里，每周 3~5 次。

### 2. 药物治疗

对低、中危患者，开始饮食加运动治疗 6 个月，无效者再采用药物治疗；对高危患者应尽早进行药物治疗，同时坚持饮食和运动疗法。

调脂药物治疗应将降低低密度脂蛋白胆固醇作为首要目标。

治疗期间必须定期监测调脂疗效和药物不良反应。

常用调脂药如下：

（1）他汀类　是目前临床上治疗总胆固醇及低密度脂蛋白胆固醇增高的最强效的一线药物，包括洛伐他汀、辛伐他汀、普伐他汀、氟伐他汀、阿托伐他汀、瑞舒伐他汀、匹伐他汀及中药血脂康。国产中药血脂康胶囊含有多种天然他汀成分，其中主要是洛伐他汀。

他汀类药物的主要不良反应为肝毒性和肌毒性，因此治疗期间应定期检测肝功能和血肌酸激酶。大多数人对他汀类药的耐受性良好，副作用通常较轻且短暂，包括头痛、失眠、乏力、抑郁和消化不良、腹胀、腹泻、便秘、腹痛、恶心等消化道症状。有 0.5%~2.0% 的病例发生肝脏转氨酶如丙氨酸氨基转移酶和天冬氨酸氨基转移酶升高，多呈剂量依赖性。

由他汀类药物引起并进展成肝功能衰竭的情况罕见。停药或减少他汀类药物剂量可使升高的转氨酶恢复正常；肝酶升高不超过正常上限的三倍可继续服药。当再次增加剂量或选用另一种他汀类药物后，转氨酶不一定再次升高。

胆汁淤积和活动性肝病被列为使用他汀类药物的禁忌证。

他汀类药物可引起肌病，包括肌痛、肌炎和横纹肌溶解。如果患者出现肌痛或肌无力，且伴有肌酸激酶升高超过正常上限的 5～10 倍，应停药。应注意：高龄（尤其是女性）、体型瘦小虚弱、合并多系统疾病、合用多种药物、慢性肾衰竭者，或他汀类药物剂量过大，发生肌病的危险性增加。

（2）贝特类药物是目前降低甘油三酯最有效的药物，并可提高高密度脂蛋白胆固醇水平。目前临床常用的有苯扎贝特、非诺贝特以及吉非贝特。

（3）烟酸类有速释剂和缓释剂两种剂型，速释剂不良反应明显，难以耐受，已不用。现用缓释剂，适用于高甘油三酯血症、低高密度脂蛋白胆固醇血症。

（4）胆固醇吸收抑制剂　依折麦布可有效抑制胆固醇和植物固醇的吸收，还可促进肝脏低密度脂蛋白受体的合成，加速低密度脂蛋白的代谢，降低低密度脂蛋白胆固醇。

（5）鱼油　降低甘油三酯和轻度升高高密度脂蛋白胆固醇，对总胆固醇和低密度脂蛋白胆固醇无影响。鱼油制剂中 ω-3 多不饱和脂肪酸含量应>85%，否则达不到临床调脂疗效。

混合型高脂血症可采用他汀类和另一种降脂药联合用药，但联合用药可能增加他汀类药的肝毒性和肌毒性，应注意监测。常用的联合用药方案如下：

（1）他汀类与贝特类药物联合，适用于混合型高脂血症患者，目的是降低总胆固醇、低密度脂蛋白胆固醇和甘油三酯的水平，升高高密度脂蛋白胆固醇的水平。

（2）他汀类与小剂量烟酸联合，适用于混合型高脂血症，可显著升高高密度脂蛋白胆固醇，而不发生严重的不良反应。

（3）他汀类与鱼油制剂联合，适用于混合型高脂血症。

（4）他汀类与依折麦布联合应用，治疗高总胆固醇、低密度脂蛋白胆固醇，可增加疗效和安全性，使同等剂量他汀类药降总胆固醇、低密度脂蛋白胆固醇疗效提高 2～3 倍；依折麦布可减少他汀类药的需用量并提高血脂达标率。

服药开始后 2 个月复查血脂、肝酶和肌酸激酶。如血脂能达到目标值，改为每 6～12 个月复查 1 次；如开始治疗 2～6 个月复查血脂仍未达到目标值，应调整剂量或药物种类，或联合药物治疗。若无不良反应，高危患者必要时可长期服用他汀类药。

### 农村血脂异常诊疗流程

已有冠心病、脑血管病或周围动脉粥样硬化病者；有高血压、糖尿病、肥胖、吸烟者；有冠心病或动脉粥样硬化病家族史者；尤其是直系亲属中有早发冠心病或其他动脉粥样硬化性疾病者；有皮肤黄色瘤者；有家族性高脂血症者；建议每半年测一次。40岁以上男性和绝经期后女性每年测一次。20岁以上成人至少每5年测一次

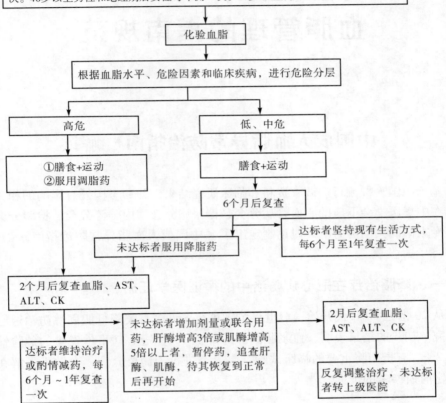

注：AST，天冬氨酸氨基转移酶；ALT，丙氨酸氨基转移酶；CK，肌酸激酶。

（王增武　隋　辉　王　馨）

# 第六章

## 血脂管理的指南规范

### 《中国成人血脂异常防治指南》解读

基于中国人群流行病调查资料和临床研究结果，并参考国外有影响的相关指南，在中华医学会下属的心血管病分会、糖尿病分会、内分泌分会、检验分会多学科专家们的共同努力下，讨论制定出了《中国成人血脂异常防治指南》，并于2007年5月发表。

#### 一、降脂治疗在冠心病防治中的循证医学证据

从20世纪60年代开始，全世界范围进行了许多有关降低胆固醇防治冠心病的研究。初步的结果表明，血浆胆固醇每降低1%，冠心病事件发生的危险性可降低2%。有指南将重要的临床试验结果分类进行了简要介绍，有助于了解在指南制定时所参考的依据。

#### 二、血脂异常的治疗

##### 1. 治疗性生活方式改变

包括控制饮食和改善生活方式是血脂异常治疗的基础措施。无论是否进行药物调脂治疗都必须坚持治疗性生活方式改变。在进行调脂治疗时，应将降低低密度脂蛋白胆固醇作为首要目标。临床上决定开始药物调脂治疗时，针对不同的危险人群，开始药物治疗的低密度脂蛋白胆固醇水平以及需达到的低密度脂蛋白胆固醇目标值有很大的不同，见表6.1。

表 6.1　血脂异常患者开始调脂治疗总胆固醇和低密度脂蛋白
胆固醇值及其目标值 ［mmol/L（mg/dl）］

| 危险等级 | TLC 开始 | 药物治疗开始 | 治疗目标值 |
|---|---|---|---|
| 低危：（10 年危险性<5%） | TC>6.22（240） | TC>6.99（270） | TC<6.22（240） |
| | LDL-C>4.14（160） | LDL-C>4.92（190） | LDL-C<4.14（160） |
| 中危：（10 年危险性 5%~10%） | TC>5.18（200） | TC>6.22（240） | TC<5.18（200） |
| | LDL-C>3.37（130） | LDL-C>4.14（160） | LDL-C<3.37（130） |
| 高危：CHD 或 CHD 等危症，或 10 年危险性 10%~15% | TC>4.14（160） | TC>4.14（160） | TC<4.14（160） |
| | LDL-C>2.59（100） | LDL-C>2.59（100） | LDL-C<2.59（100） |
| 极高危：急性冠脉综合征，或缺血性心血管病合并糖尿病 | TC>3.11（120） | TC>4.14（160） | TC<3.11（120） |
| | LDL-C>2.07（80） | LDL-C>2.07（80） | LDL-C<2.07（80） |

注：TLC，治疗性生活方式改变；CHD，冠状动脉性疾病；TC，总胆固醇；LDL-C，低密度脂蛋白胆固醇。

　　理想的血清甘油三酯<1.7mmol/L（150mg/dl），高密度脂蛋白胆固醇≥1.04mmol/L（40mg/dl）。对于特殊的血脂异常类型，如轻中度甘油三酯水平升高［2.26~5.63mmol/L（200~500mg/dl）］，低密度脂蛋白胆固醇水平达标仍为主要目标，非高密度脂蛋白胆固醇达标为次要目标，即非高密度脂蛋白胆固醇=总胆固醇−高密度脂蛋白胆固醇，其目标值为低密度脂蛋白胆固醇目标值+0.78mmol/L（30mg/dl）；而重度高甘油三酯血症［≥5.65mmol/（500mg/dl）］，为防止急性胰腺炎的发生，首先应积极降低甘油三酯水平。恰当的生活方式改变（表 6.2）在多数血脂异常者能起到与降脂药相近似的治疗效果，可以有效减少心血管事件。由于治疗性生活方式改变具有明显的降脂效果，具有更好的成本效应，无论对于缺血性心血管病的一级预防还是二级预防，治疗性生活方式改变均应作为所有血脂异常患者的首选治疗措施。

表 6.2　治疗性生活方式改变的基本要素

| 要　素 | 建　议 |
|---|---|
| 减少使 LDL-C 增加的营养素 | |
| 饱和脂肪酸* | <总热量的 7% |
| 膳食胆固醇 | <200mg/d |
| 增加能降低 LDL-C 的膳食成分 | |
| 植物固醇 | 2g/d |

**续 表**

| 要 素 | 建 议 |
|---|---|
| 可溶性纤维素 | 10~25g/d |
| 总热量 | 调节到能够保持理想的体重或能够预防体重增加 |
| 体力活动 | 包括足够的中等强度锻炼，每天至少消耗 200kcal 热量 |

注：* 反式脂肪酸也能够升高低密度脂蛋白胆固醇，不宜多摄入。LDL-C，低密度脂蛋白胆固醇。

### 2. 血脂异常的药物治疗

2.1 他汀类 能显著降低总胆固醇和低密度脂蛋白胆固醇，也能降低甘油三酯水平和轻度升高高密度脂蛋白胆固醇，是当前防治高胆固醇血症和动脉粥样硬化性疾病非常重要的药物。他汀类药物降低总胆固醇和低密度脂蛋白胆固醇的作用虽与药物剂量有相关性，但不呈直线相关关系。当他汀类药物的剂量增大一倍时，其降低总胆固醇的幅度仅增加 5%，降低低密度脂蛋白胆固醇的幅度增加 7%（表 6.3）。当前认为，使用他汀应使低密度脂蛋白胆固醇至少降低 30%~40%。要达到这种降低幅度所需各他汀剂量见表 6.4。

**表 6.3 他汀类药物对高胆固醇血症患者脂质和脂蛋白影响的比较**

| 他汀类药物（mg） | | | | | 脂质和脂蛋白的改变水平 | | | |
|---|---|---|---|---|---|---|---|---|
| 阿托伐他汀 | 辛伐他汀 | 洛伐他汀 | 普伐他汀 | 氟伐他汀 | TC | LDL-C | HDL-C | TG |
| … | 10 | 20 | 20 | 40 | −22% | −27% | 4%~8% | −10%~15% |
| 10 | 20 | 40 | 40 | 80 | −27% | −34% | 4%~8% | −10%~20% |
| 20 | 40 | 80 | … | … | −32% | −41% | 4%~8% | −15%~25% |
| 40 | 80 | … | … | … | −37% | −48% | 4%~8% | −20%~30% |
| 80 | … | … | … | … | −42% | −55% | 4%~8% | −25%~35% |

注：TC，总胆固醇；LDL-C，低密度脂蛋白胆固醇；HDL-C，高密度脂蛋白胆固醇；TG，甘油三酯。

**表 6.4 现有他汀降低低密度脂蛋白胆固醇水平 30%~40% 所需剂量（标准剂量）**

| 药物 | 剂量（mg/d） | LDL-C 降低（%） |
|---|---|---|
| 阿托伐他汀 | 10[+] | 39 |
| 洛伐他汀 | 40 | 31 |

续　表

| 药物 | 剂量（mg/d） | LDL-C 降低（%） |
|------|------------|----------------|
| 普伐他汀 | 40 | 34 |
| 辛伐他汀 | 20~40 | 35~41 |
| 氟伐他汀 | 40~80 | 25~35 |
| 瑞舒伐他汀 | 5~10 | 39~45 |

注：LDL-C，低密度脂蛋白胆固醇。

　　另外，国产中药血脂康胶囊含有多种天然他汀成分，其中主要是洛伐他汀。常用剂量为 0.6g，2 次/天，可使总胆固醇降低 23%，低密度脂蛋白胆固醇降低 28.5%，甘油三酯降低 36.5%，高密度脂蛋白胆固醇升高 19.6%。他汀类药物治疗在降低高危患者的主要冠脉事件、冠脉血运重建术和卒中的发生率方面所起的作用十分肯定。目前，这些作用尚未得到充分的发挥，许多高危险的患者未接受这些药物的治疗。因此，应积极在临床上推广使用他汀类药物。他汀类随剂量增大，降脂作用增大，但另一方面不良反应也会增多。他汀类药物主要不良反应的肌病和肝酶升高，需要按规定进行严格监测，谨慎使用以策安全。

　　2.2　贝特类　能降低血浆甘油三酯和提高高密度脂蛋白胆固醇水平，并可使低密度脂蛋白亚型由小而密颗粒向大而疏松颗粒转变。临床上可供选择的贝特类药物有：非诺贝特（片剂 0.1g，3 次/天；微粒化胶囊 0.2g，1 次/天）；苯扎贝特 0.2g，3 次/天；吉非贝齐 0.6g，2 次/天。贝特类药物平均可使总胆固醇降低 6%~15%，低密度脂蛋白胆固醇降低 5%~20%，甘油三酯降低 20%~50%，高密度脂蛋白胆固醇升高 10%~20%。其适应证为高甘油三酯血症或以甘油三酯升高为主的混合型高脂血症和低高密度脂蛋白胆固醇血症。临床试验结果表明，贝特类药物可能延缓冠状动脉粥样硬化的进展，减少主要冠脉事件。此类药物的常见不良反应为消化不良、胆石症等，也可引起肝酶升高和肌病。

　　2.3　烟酸　烟酸属 B 族维生素，有明显的降脂作用。缓释型烟酸片不良反应明显减轻，较易耐受。轻中度糖尿病患者坚持服用，也未见明显不利作用，适用于高甘油三酯血症，低高密度脂蛋白胆固醇血症或以甘油三酯升高为主的混合型高脂血症。临床试验表明，烟酸能降低主要冠脉事件，并可能减少总死亡率。烟酸的常见不良反应有颜面潮红、高血糖、高尿酸（或痛风）、上消化道不适等。这类药物的绝对禁忌证为慢性肝病和严重痛风；相对禁忌证为溃疡病、肝毒性和高尿酸血症。

　　2.4　胆酸螯合剂　主要为碱性阴离子交换树脂，在肠道内能与胆酸呈不可逆结合，阻断胆汁酸中胆固醇的重吸收，降低血清低密度脂蛋白胆固醇水平降低。临床试验证实这类药物能降低主要冠脉事件和冠心病死亡。胆酸螯合剂常见不良反应有胃肠不适、便秘，并可影响某些药物的吸收。

2.5 胆固醇吸收抑制剂　胆固醇吸收抑制剂依折麦布（ezetimibe）口服后被迅速吸收，有效地抑制胆固醇和植物固醇的吸收。常用剂量为 10mg/d，可使低密度脂蛋白胆固醇约降低 18%，与他汀类药物合用对低密度脂蛋白胆固醇、高密度脂蛋白胆固醇和甘油三酯的作用进一步增强，未见有临床意义的药物间药代动力学的相互作用，安全性和耐受性良好。最常见的不良反应为头痛和恶心，肌酸激酶和肝酶升高仅见于极少数患者。

2.6 其他调脂药　①普罗布考：主要适应于高胆固醇血症尤其是纯合子型家族性高胆固醇血症。有室性心律失常或 QT 间期延长者禁用。常用剂量为 0.5g，2 次/天。②ω-3 脂肪酸：降低甘油三酯和轻度升高高密度脂蛋白胆固醇，对总胆固醇和低密度脂蛋白胆固醇无影响。可出现消化道症状如恶心、消化不良、腹胀、便秘；少数病例出现转氨酶或肌酸激酶轻度升高，偶见出血倾向。

2.7 调脂药物的联合应用　为了提高血脂达标率，同时降低不良反应的发生率，不同类别调脂药的联合应用是一条合理的途径。由于他汀类药物作用肯定、不良反应少、可降低总死亡率以及有降脂作用外的多效性作用，联合降脂方案多由他汀类药物与另一种降脂药组成。

2.8 药物治疗过程的监测　降脂药物治疗需要个体化，治疗期间必须监测安全性。当患者出现与药物治疗相关的症状、肝酶（天冬氨酸氨基转移酶/丙氨酸氨基转移酶）超过正常上限（ULN）3 倍或肌酸激酶升高超过 5 倍应停药，应暂停给药。停药后仍需每周复查肝功能和肌酸激酶，直至恢复正常。

## 3. 特殊人群的血脂异常治疗

3.1 糖尿病　要达到防治缺血性心脑血管疾病的目的，首先要考虑降低低密度脂蛋白胆固醇。低密度脂蛋白胆固醇目标水平根据心血管疾病危险程度而定：①糖尿病伴心血管病患者为极高危状态。对此类患者不论基线低密度脂蛋白胆固醇水平如何，均提倡采用他汀类治疗，将低密度脂蛋白胆固醇降至 2.07mmol/L（80mg/dl）以下或较基线状态降低 30%~40%。②大多数糖尿病患者即使无明确的冠心病，也应视为高危状态。③无心血管病的糖尿病患者其基线低密度脂蛋白胆固醇<2.59mmol/L（100mg/dl）时，是否起用降低密度脂蛋白胆固醇药必须由临床判断。

3.2 代谢综合征　如同其他人群一样，亦是按心血管危险程度和血脂异常的类型决定治疗目标和措施。此外，可考虑的调脂目标是：甘油三酯<1.7mmol/L（150mg/dl）、高密度脂蛋白胆固醇≥1.04mmol/L（40mg/dl）。

3.3　**急性冠脉综合征**　应在住院后立即或 24 小时内进行血脂测定，无论患者的基线总胆固醇和低密度脂蛋白胆固醇值是多少，都应尽早给予他汀类治疗。如无安全性方面的不利因素，可使低密度脂蛋白胆固醇降至 < 2.07mmol/L（80mg/dl），或在原有基线上降低 40% 以上。

3.4　**重度高胆固醇血症**　空腹血清总胆固醇 ≥ 7.76mmol/L（300mg/dl）或低密度脂蛋白胆固醇 ≥ 5.18mmol/L（200mg/dl）。无论患者是否有冠心病或危险因素，都应积极进行治疗。对于家族性高胆固醇血症（FH）患者，能有效降低胆固醇的药物首推普罗布考。对严重的高胆固醇血症患者，也可考虑联合用药措施如他汀类加普罗布考或依折麦布。

3.5　**老年血脂异常**　调脂治疗防治冠心病的临床益处不受年龄的影响，对于老年心血管危险人群同样应进行积极的调脂治疗，但起始剂量不宜太大，在监测肝肾功能和肌酶的条件下合理调整药物用量。

（赵水平）

# 《2014 年中国胆固醇教育计划血脂异常防治专家建议》解读

血脂异常是动脉粥样硬化性心血管疾病（包括冠心病、卒中以及外周动脉疾病等）最重要的危险因素之一。30 余年来，我国居民中血脂异常的流行趋势日趋严重，对动脉粥样硬化性心血管疾病的防治形成严峻挑战。为进一步做好血脂异常防治工作，中国胆固醇教育计划专家组组织制定了《2014 年中国胆固醇教育计划血脂异常防治专家建议》。这一指南性文件对于基层医务工作者积极合理的防治血脂异常有重要价值。

## 一、无动脉粥样硬化性心血管疾病患者的血脂管理

大量研究表明，胆固醇是动脉粥样硬化斑块的主要成分，没有胆固醇就没有动脉粥样硬化斑块以及由此所诱发的多种动脉粥样硬化性心血管疾病。因此，高胆固醇血症被视为动脉粥样硬化性心血管疾病最重要的危险因素之一。积极控制胆固醇水平是降低动脉粥样硬化性心血管疾病风险的关键措施。

### （一）血脂异常的干预靶点

临床常规检验提供的血脂参数包括总胆固醇、高密度脂蛋白胆固醇、低密度脂蛋白胆固醇、极低密度脂蛋白胆固醇与甘油三酯等。现有流行病学与临床研究表明，低密度脂蛋白是致动脉粥样硬化病变的基本因素。基础研究发现，低密度脂蛋白通过血管内皮进入血管壁内，在内皮下滞留的低密度脂蛋白被修饰成氧化型低密度脂蛋白，后者被吞噬细胞吞噬后形成泡沫细胞。泡沫细胞不断增多融合，构成动脉粥样硬化斑块的脂质核心。鉴于低密度脂蛋白在动脉粥样硬化性心血管疾病发生的病理生理机制中的核心作用，并且大量随机化临床研究也证实降低低密度脂蛋白胆固醇可显著减少动脉粥样硬化性心血管疾病事件风险，因此在降脂治疗中，应将低密度脂蛋白胆固醇作为主要干预靶点。

同时，近年来日渐增多的证据显示，极低密度脂蛋白与动脉粥样硬化性心血管疾病的发病风险也密切相关，因而极低密度脂蛋白胆固醇应成为降胆固醇治疗的另一个可能的目标。低密度脂蛋白胆固醇与极低密度脂蛋白胆固醇统称为非高密度脂蛋白胆固醇，二者包括所有致动脉粥样硬化性脂蛋白中的胆固醇，因此非高密度脂蛋白胆固醇可作为降低密度脂蛋白胆固醇治疗的替代指标。临床上，非高密度脂蛋白胆固醇数值由总胆固醇减去高密度脂蛋白胆固醇而获得。

　　流行病学研究发现，高密度脂蛋白胆固醇与甘油三酯水平也与动脉粥样硬化性心血管疾病的发病存在相关性，高密度脂蛋白胆固醇水平降低和（或）甘油三酯水平增高的人群中，动脉粥样硬化性心血管疾病的发病风险也增高。然而，近年来所完成的多项以升高高密度脂蛋白胆固醇和（或）降低甘油三酯为治疗目标的药物试验未能降低主要心血管终点事件发生率。因此，在血脂异常的治疗方面，目前仍建议以低密度脂蛋白胆固醇为主要靶点。在保证低密度脂蛋白胆固醇（或非高密度脂蛋白胆固醇）达标的前提下，力争将高密度脂蛋白胆固醇和甘油三酯控制于理想范围内［高密度脂蛋白胆固醇≥1.04mmol/L（40mg/dl），甘油三酯<1.7mmol/L（150mg/dl）］。生活方式治疗是升高高密度脂蛋白胆固醇和（或）降低甘油三酯的首要措施。若甘油三酯严重升高（≥5.65mmol/L）（500mg/dl）时，为降低急性胰腺炎风险，可首选贝特类或烟酸类药物治疗。因为缺乏临床终点获益证据，不建议应用药物升高高密度脂蛋白胆固醇。

**（二）降胆固醇治疗目标值**

　　新近颁布的美国心脏病学会/美国心脏协会降胆固醇治疗指南放弃了降胆固醇治疗目标值，而是根据患者心血管危险水平建议应用不同剂量与强度的他汀治疗。然而，设定降胆固醇治疗目标值并以此为导向进行药物治疗是广大临床医生所熟悉且广泛应用的治疗模式，并且并无证据表明取消目标值具有优势。基于现有流行病学和临床研究，根据患者整体心血管风险水平确定适宜的降胆固醇目标值是合理的。明确治疗目标值，有助于临床医生根据患者基线胆固醇水平选择适宜的药物种类与剂量，保证治疗有效性的同时最大程度地降低治疗相关的不良反应风险与治疗费用。现行的中国成人血脂异常防治指南根据有无危险因素与动脉粥样硬化性心血管疾病对血脂异常患者进行危险分层（表6.5）。

　　对于无动脉粥样硬化性心血管疾病的心血管低危、中危、高危患者，我国指南所推荐的低密度脂蛋白胆固醇目标值分别为<4.14mmol/L（160mg/dl）、3.37mmol/L（130mg/dl）和2.59mmol/L（100mg/dl）［与之相应的非高密度脂蛋白胆固醇目标值为低密度脂蛋白胆固醇目标值+0.78mmol/L（30mg/dl）］（胆固醇单位换算：mmol/L = mg/dl×0.0259），超过此值即应启动生活方式干预和（或）药物治疗。上述建议是综合考虑我国居民中血脂异常的流行病学特征与现有临床研究证据后所做出的，仍应作为我国当前血脂管理的基本准则。基于"胆固醇理论"以及近年来陆续发表的多项新研究结果，在一定范围内继续降低低密度脂蛋白胆固醇或非高密度脂蛋白胆固醇水平可能有助于进一步降低患者心血管风险，在充分权衡药物治疗的获益/风险以及卫生经济学平衡状态后，可考虑更严格的控制胆固醇［例如将心血管低、中危患者低密度脂蛋白胆固醇降低至<2.59mmol/L（100mg/dl）］。

### （三）降胆固醇治疗措施

无论患者心血管危险分层如何，均应对其进行评估并进行生活方式治疗指导。若经生活方式干预后患者胆固醇水平不能达到目标值以下，或患者不能坚持有效生活方式干预，应启动降胆固醇药物治疗。

### 1. 生活方式干预方案

生活方式治疗应包括以下内容：

（1）控制饮食中胆固醇的摄入。饮食中胆固醇摄入量<200mg/d，饱和脂肪酸摄入量不超过总热量的10%，反式脂肪酸不超过总热量的1%。增加蔬菜、水果、粗纤维食物、富含 ω-3 脂肪酸的鱼类的摄入。食盐摄入量控制在<6g/d。限制饮酒（酒精摄入量男性<25g/d，女性<15g/d）。

（2）增加体力运动。每日坚持 30~60 分钟的中等强度有氧运动，每周至少 5天。需要减重者还应继续增加每周运动时间。

（3）维持理想体重。通过控制饮食总热量摄入以及增加运动量，将体重指数维持在<25kg/m²。超重/肥胖者减重的初步目标为体重较基线降低10%。

（4）控制其他危险因素。对于吸烟患者，戒烟有助于降低心血管危险水平。

一些轻度或低危的血脂异常患者，经有效生活方式干预可将其血脂参数控制在理想范围。即便必须应用药物治疗者，积极有效的治疗性生活方式改善也有助于减少用药剂量。同时，强化生活方式干预不仅有助于降低胆固醇水平，还可对血压、血糖以及整体心血管健康状况产生有益的影响，有效降低动脉粥样硬化性心血管疾病的发病风险。改善生活方式应作为血脂异常管理以及预防动脉粥样硬化性心血管疾病的核心策略。

### 2. 药物治疗

根据我国血脂异常防治指南，启动药物干预的时机取决于患者基线胆固醇水平及其心血管危险分层（表6.5）。对于低至中危患者，应以生活方式干预为主要措施。经过 2~3 个月的生活方式治疗其低密度脂蛋白胆固醇仍不能达标者，可考虑予以他汀类药物治疗（表6.6）；对于无动脉粥样硬化性心血管疾病但血管危险分层为高危的患者，应在强化生活方式干预的同时，积极启动他汀类药物治疗。

表6.5　血脂异常危险分层方案

| 危险分层 | TC5.18～6.19mmol/L（200～239mg/dl）或 LDL-C3.37～4.12mmol/L（130～159mg/dl） | TC ≥ 6.22mmol/L（240mg/dl）或 LDL-C≥4.14mmol/L（160mg/dl） |
| --- | --- | --- |
| 无高血压且其他危险因素<3 | 低危 | 低危 |
| 高血压或其他危险因素≥3 | 低危 | 中危 |
| 高血压且其他危险因素≥1 | 中危 | 高危 |
| 冠心病及其等危症 | 高危 | 高危 |
| 急性冠状动脉综合征，或冠心病合并糖尿病 | 极高危 | 极高危 |

注：TC，总胆固醇；LDL-C，低密度脂蛋白胆醇。

其他危险因素包括年龄（男≥45岁，女≥55岁）、吸烟、低高密度脂蛋白胆固醇、肥胖和早发缺血性心管病家族史。冠心病等危症包括糖尿病、缺血性卒中、周围动脉疾病、腹主动脉瘤和症状性颈动脉病。

表6.6　他汀降胆固醇治疗的目标值

| 临床疾患和（或）危险因素 | 目标 LDL-C 水平 |
| --- | --- |
| ASCVD | <1.8mmol/L |
| 糖尿病+高血压或其他危险因素 * | <1.8mmol/L |
| 糖尿病 | <2.6mmol/L |
| 高血压+1 项其他危险因素 * | <2.6mmol/L |
| 高血压或 3 项其他危险因素 * | <3.4mmol/L |

注：ASCVD，动脉粥样硬化性心血管病；LDL-C，低密度脂蛋白胆固醇。

* 其他危险因素包括：年龄（男≥45岁，女≥55岁）、吸烟、高密度脂蛋白胆固醇降低、肥胖、早发缺血性心血管病家族史。

目前我国临床常用的调脂药物主要包括他汀类、贝特类、烟酸类以及胆固醇吸收抑制剂。我国研发的以洛伐他汀为主要活性成分的血脂康的临床应用亦很广泛。在上述各类药物中，他汀类药物具有最充分的临床研究证据，是唯一被临床研究证实可以显著改善患者预后的调脂药物。自 1994 年斯堪的纳维亚辛伐他汀存活试验（4S 研究）结果发表 20 年以来，陆续完成的一系列他汀干预试验有力证实了此类药物的疗效。这些研究显示，对于伴或不伴胆固醇升高的心血管高危人群，他汀可有效降低动脉粥样硬化性心血管疾病的发生率，因而被视为防治心血管疾病的核心药物。

心肾保护研究（SHARP）表明，对于慢性肾病患者，联合应用辛伐他汀与依折麦布可显著降低不良心血管事件的发生率。由于该研究所纳入受试者的局限性（慢性肾病患者），其结论尚不能类推至所有心血管高危人群，其临床地位仍有待于更多研究论证。贝特类与烟酸类药物一直广泛应用于临床。这两类药物不仅能够显著降低甘油三酯、升高高密度脂蛋白胆固醇水平，还可中等程度地降低低密度脂蛋白胆固醇水平。然而近年来先后结束的数项随机化临床研究发现，贝特类与烟酸类药物虽可对血脂谱产生有益影响，却未能显著减少受试者主要心血管终点事件与全因死亡率。

因此，不推荐首选这两类药物用于血脂异常药物干预，除非患者甘油三酯严重升高或患者不能耐受他汀治疗。当患者经过强化生活方式干预以及他汀类药物充分治疗后甘油三酯仍不达标时，可考虑在他汀治疗基础上加用非诺贝特或烟酸缓释剂。

临床上应根据患者具体情况确定个体化的他汀用药剂量，在追求低密度脂蛋白胆固醇和（或）非高密度脂蛋白胆固醇达标的前提下，需考虑安全性、耐受性和治疗费用。与白种人相比，我国人群平均胆固醇水平较低。中国国家糖尿病和代谢紊乱研究表明，我国居民平均总胆固醇水平为 4.72mmol/L（182.2mg/dl），明显低于欧美国家居民。我国大多数患者经过中等强度（可使低密度脂蛋白胆固醇平均降低 30%~50%）甚至低强度（可使低密度脂蛋白胆固醇平均降低 <30%）的他汀治疗即可使低密度脂蛋白胆固醇达标。此外，我国人群对于高强度他汀治疗的耐受性较白种人差，治疗费用显著高于欧美国家，因此部分美国学者所提出的高强度他汀治疗策略不适用于我国。不同种类与剂量他汀的降胆固醇强度如表 2 所示。在保证低密度脂蛋白胆固醇和（或）非高密度脂蛋白胆固醇达标的前提下，减少他汀剂量有助于以最低的经济学代价获取最佳的疗效/安全性平衡。

临床上，少数患者可能不能耐受常规剂量的他汀治疗，此时可考虑以下措施：①更换另一种药代动力学特征不同的他汀；②减少他汀剂量或改为隔日一次用药；③换用其他种类替代药物（如依折麦布）；④单独或联合使用贝特类或烟酸缓释剂；⑤进一步强化生活方式治疗。若患者需要使用但不能耐受大剂量他汀治疗，可用中小剂量他汀联合依折麦布。

表 6.7　不同种类与不同剂量他汀的降胆固醇幅度

| 剂量 | 阿伐他汀 | 瑞舒伐他汀 | 辛伐他汀 | 氟伐他汀 | 普伐他汀 | 血脂康 |
|------|---------|-----------|---------|---------|---------|--------|
| 5mg | | −45% | −26% | | | |
| 10mg | −39% | −52% | −30% | | −22% | |

续　表

| 剂量 | 阿伐他汀 | 瑞舒伐他汀 | 辛伐他汀 | 氟伐他汀 | 普伐他汀 | 血脂康 |
|---|---|---|---|---|---|---|
| 20mg | -43% | -55% | -38% | -22% | -32% | |
| 40mg | -50% | | -41% | -25% | -34% | |
| 80mg | -60% | | -47% | -35% | | |
| 0.6g. bid | | | | | | -28.5% |

## 二、动脉粥样硬化性心血管疾病患者的血脂管理

大量临床研究证据表明，合理应用他汀治疗可显著改善动脉粥样硬化性心血管疾病的临床预后，故他汀类药物适用于所有无禁忌证的动脉粥样硬化性心血管疾病患者，并坚持长期用药治疗。由于临床获益证据不足，其他种类的调脂药物（如贝特类、烟酸类、胆固醇吸收抑制剂等）不作为首选药物治疗，除非患者存在前文所述的特殊情况。

按照我国现行的成人血脂异常防治指南，所有确诊冠心病或其等危症（其他动脉粥样硬化性心血管疾病或糖尿病）患者在血脂异常危险分层中均属于高危人群，建议将其低密度脂蛋白胆固醇控制在<2.59mmol/L（100mg/dl）。急性冠状动脉综合征或动脉粥样硬化性心血管疾病合并糖尿病的患者发生不良心血管事件的风险进一步增高，被视为极高危人群，我国指南建议将其低密度脂蛋白胆固醇控制于<2.07mmol/L（80mg/dl）。近年发表的多项临床研究结果显示，对于高危或极高危的动脉粥样硬化性心血管疾病患者，进一步降低低密度脂蛋白胆固醇水平可能更多获益。

2010年发表的降胆固醇治疗协作组（CTT）荟萃分析显示，与低密度脂蛋白胆固醇≥2.07mmol/L（80mg/dl）的患者相比，基线低密度脂蛋白胆固醇低于此水平的患者应用他汀治疗仍可获益。基于上述研究结论，在我国成人血脂异常防治指南的基本框架内，在充分考虑到患者获益/风险比以及药品价格的因素前提下，专家组建议应用他汀类药物将动脉粥样硬化性心血管疾病患者的低密度脂蛋白胆固醇控制于<1.81mmol/L（170mg/dl）[非高密度脂蛋白胆固醇<2.59mmol/L（100mg/dl）]。若经他汀治疗（表6.7）后患者低密度脂蛋白胆固醇不能达到此目标值，可将基线低密度脂蛋白胆固醇水平降低50%作为替代目标。

对于我国指南中所界定的极高危患者（即急性冠状动脉综合征或动脉粥样硬化性心血管疾病合并糖尿病）以及冠状动脉介入治疗围手术期患者可采取同样治疗策略。若患者不能耐受中等强度他汀治疗，可以采取前文所述的替代方法。经

过常规剂量他汀治疗后若其低密度脂蛋白胆固醇仍不能达标，可在密切监视下增加他汀剂量，或考虑联合应用降脂药物。

流行病学研究与现有对照试验显示，由于遗传学背景的差异，我国人群对于大剂量、高强度他汀治疗的耐受性和安全性较差，发生肝毒性、肌肉毒性的风险明显高于欧美国家患者，并且中等强度他汀治疗可使大多数患者低密度脂蛋白胆固醇达标，因此不推荐我国患者常规选择大剂量高强度他汀治疗。在 PROVE IT 研究中，比较标准他汀治疗（普伐他汀 40mg/d）与强化他汀治疗（阿托伐他汀 80mg/d）对于急性冠状动脉综合征患者治疗效果时发现，强化他汀治疗的优势仅存在与基线低密度脂蛋白胆固醇水平≥3.2mmol/L（125mg/dl）的患者亚组；而基线低密度脂蛋白胆固醇<3.2mmol/L（125mg/dl）的患者，大剂量阿托伐他汀治疗对于患者预后的改善作用并不优于标准他汀治疗。HPS-2 研究则显示，应用常规剂量他汀（普伐他汀 40mg/d）可使我国多数受试者低密度脂蛋白胆固醇达标；而同样剂量的他汀治疗时，我国患者不良事件发生率显著高于白种人。

这些证据提示，我国多数患者不适用于大剂量强化他汀治疗。2014 年美国降胆固醇治疗指南建议所有确诊动脉粥样硬化性心血管疾病的患者应用高强度他汀治疗，并且放弃胆固醇治疗目标，这一建议缺乏充分依据，更不适用于我国的医疗实践。

动脉粥样硬化性心血管疾病的二级预防中，若患者伴有高甘油三酯血症［甘油三酯≥2.3mmol/L（200mg/dl）］，经过适当强度（一般为中等强度）的他汀治疗后非高密度脂蛋白胆固醇仍不达标者，可在他汀治疗基础上加用非诺贝特或缓释烟酸治疗。

如前所述，他汀类药物治疗是血脂异常防治以及动脉粥样硬化性心血管疾病一级预防与二级预防的基石。对于具备他汀治疗适应证的患者应及时启动治疗，并根据具体情况确定适宜的治疗强度。只要合理用药，他汀类药物具有良好的安全性和耐受性，其肌肉与肝脏不良反应以及对血糖的不良影响发生率很低，长期治疗的获益远大于不良反应风险。低密度脂蛋白胆固醇达标后，多数患者需要长期维持治疗。若其低密度脂蛋白胆固醇<1.0mmol/L，可以考虑减小他汀剂量，但需注意监测血脂参数。

对于动脉粥样硬化性心血管疾病的二级预防，尽管他汀等药物治疗至关重要，仍需再次强调生活方式干预的重要性。不进行充分的生活方式治疗（特别是控制饮食、增加运动、维持理想体重、戒烟限酒），任何药物治疗措施均难以达到理想效果。因此在充分合理的药物治疗同时，必须为患者做出有针对性的生活方式治疗方案。

## 三、结语

目前我国动脉粥样硬化性心血管疾病的防治处于关键时期。对于动脉粥样硬化性心血管疾病患者及其高危人群，应采取非药物治疗与药物治疗并重的策略，综合防控血脂异常、高血压、高血糖、吸烟、缺乏运动、超重/肥胖等危险因素，合理应用抗血小板药物。只有这样，才能最大程度地减少动脉粥样硬化性心血管疾病的发生和致死致残。任何治疗策略的确定均需结合我国人群的动脉粥样硬化性心血管疾病平均风险水平、遗传学背景与疾病的流行病学特征，不能盲目照搬欧美国家的指南建议。利用有限的医疗资源，为患者提供最为经济、有效且安全的治疗措施。在血脂异常管理方面同样如此。

我国整体人群的动脉粥样硬化性心血管疾病风险水平和平均胆固醇水平低于欧美国家居民，且我国患者对于大剂量他汀治疗的耐受性更差，因此中等强度他汀治疗适合于我国多数血脂异常患者的一级预防和二级预防。美国降胆固醇治疗新指南中所提倡的为多数患者应用大剂量、高强度他汀治疗的策略不适用于我国动脉粥样硬化性心血管疾病的防治。

（郭艺芳）

# 国际最新血脂治疗指南
## 异同解读

看似相对简单的血脂领域近年来颇为活跃，究其原因除与人类长期以来的科学与知识积累充分表明脂代谢异常与动脉粥样硬化性心血管疾病（ASCVD）的发生与发展极为相关外，也与新近血脂领域的诸多研究带来的困惑不无关系。全球范围内最新血脂治疗指南与建议的频繁问世便是其佐证之一。本文分析 2013 年国际动脉粥样硬化学会（International Atherosclerosis Society，IAS）、美国心脏病学会（American College of Cardiology，ACC）和美国心脏协会（American Heart Association，AHA）发表的血脂指南及 2014 年美国脂质学会（National Lipid Association，NLA）公布的胆固醇水平管理建议草案，仅就最新血脂治疗指南的相同点与争议之处作一简析，以期为国内相关领域同行提供参考。

事实上，最新血脂指南的最重要的共同特征，首先仍是继续沿用了动脉粥样硬化性心血管疾病之学术名称，并再度肯定了低密度脂蛋白胆固醇在动脉粥样硬化性心血管疾病发生与发展中的核心作用，强调降低动脉粥样硬化性心血管疾病风险为血脂管理的主要目标；其次，新指南均主张临床决策应以患者为中心，减少动脉粥样硬化是降低动脉粥样硬化性心血管疾病事件的关键环节；提出他汀类药物治疗是血脂干预的主要手段。对于需要接受调脂药物治疗的患者，他汀类药物治疗是降低动脉粥样硬化性心血管疾病风险最重要的治疗策略。如果患者可以耐受，推荐使用一定强度的他汀治疗；同时，强调生活方式改善是血脂干预的重要组成部分。无论是否选择药物治疗，生活方式干预都是降低动脉粥样硬化性心血管疾病风险的重要策略之一。通过生活方式干预，降低致动脉粥样硬化性胆固醇水平，可以显著降低动脉粥样硬化性心血管疾病的风险。

然而，三大血脂指南依其发布机构的不同而尚存某些差异。其一，动脉粥样硬化性心血管疾病定义范畴之差异。美国脂质学会血脂异常建议将其扩大到尚不多见的动脉粥样硬化病变患者如踝臂指数<0.90，肾动脉粥样硬化、继发于动脉粥样硬化的主动脉瘤、颈动脉斑块且管腔狭窄≥50%等人群；其二，动脉粥样硬化性心血管疾病风险评估工具选择之不同。国际动脉粥样硬化学会建议风险评估模型与美国脂质学会指南风险评估模型相似，采用 Framingham 风险评分，而美国心脏病学会/美国心脏协会指南则推荐选择汇集队列方程（pooled cohort equations），后者的可靠性近来受部分专家的质疑；其三，动脉粥样硬化性心血管疾

病危险分层之区别。除 2013 美国心脏病学会/美国心脏协会指南外，2013 国际动脉粥样硬化学会建议和 2014 美国脂质学会指南仍继续坚持动脉粥样硬化性心血管疾病危险分层，其区别在于前者强调终身预防的概念，即重视长期风险分层将风险的评估推算到个人 80 岁时发生心血管事件的风险，主张长期风险分层优于短期风险分层，并建议根据不同国家和地区的基线风险调整风险评估；后者则主张按主要心血管危险因素的个体数量，将人群分为低危、中危、高危和极高危，其主要危险因素包括：①年龄（男性≥45 岁，女性≥55 岁）；②早发冠心病家族史（一级亲属中男性<55 岁、女性<65 岁患冠心病）；③吸烟；④高血压；⑤高密度脂蛋白胆固醇降低［男性<1.04mmol/L（40mg/dl），女性<1.30mmol/L（50mg/dl）］。

值得指出的是，血脂目标值及其设定系最新发表指南中争议最明显之处。2013 美国心脏病学会/美国心脏协会血脂指南采取不再设定降胆固醇目标值之策略，其理由是迄今为止缺乏随机对照试验（RCT）支持滴定药物治疗至特定低密度脂蛋白胆固醇和/或非高密度脂蛋白胆固醇目标而获益不同的证据。事实上，指南认为采取取消靶目标值之策略，不是对动脉粥样硬化性心血管疾病发生机制中胆固醇理论的否定，而是为了保证合适的人群维持合适强度的他汀治疗；国际动脉粥样硬化学会指南未描述治疗的具体目标，而是简化了血脂干预的理想目标，提出一级预防的理想目标：低密度脂蛋白胆固醇<2.6mmol/L（100mg/dl）；非高密度脂蛋白胆固醇<3.4mmol/L（130mg/dl）；二级预防的理想目标：低密度脂蛋白胆固醇<1.8mmol/L（70mg/dl）；非高密度脂蛋白胆固醇<2.6mmol/L（100mg/dl）。而美国脂质学会指南则继续保留基于心血管危险分层的降胆固醇目标值，指出启动降脂治疗的时机以及降脂治疗目标值取决于患者的心血管危险水平。在干预靶点方面，认为非高密度脂蛋白胆固醇（即总胆固醇减去高密度脂蛋白胆固醇）与低密度脂蛋白胆固醇均可作为降胆固醇治疗的靶点，其中非高密度脂蛋白胆固醇更优于低密度脂蛋白胆固醇。同时建议，基线胆固醇水平严重升高者，药物治疗可能难以达到前述目标值，此时可将非高密度脂蛋白胆固醇或低密度脂蛋白胆固醇降低之 50%作为替代目标。

关于生活方式干预在血脂管理中的作用，最新指南虽均有认可，但强调的程度与细节仍有差异；2013 年美国心脏病学会/美国心脏协会指南承认生活方式是降低动脉粥样硬化性心血管疾病风险的基础，就具体的生活方式与干预措施并无详细介绍。而 2013 年国际动脉粥样硬化学会和 2014 年美国脂质学会指南则高度重视生活方式干预在血脂异常治疗中的意义，大篇幅介绍了生活方式对脂蛋白水平和动脉粥样硬化性心血管疾病发病的影响，强调若高危患者都能采取健康生活方式，动脉粥样硬化性心血管疾病患病率必将下降。

　　非他汀类药物的临床应用推荐也是新近发表的血脂指南的突出差别之处。2013 年美国心脏病学会/美国心脏协会指南未推荐非他汀类药物的常规应用预防动脉粥样硬化性心血管疾病，其理由为没有证据支持他汀常规联合非他汀类药物（依折麦布、贝特、烟酸）治疗，或他汀不耐受者使用非他汀类药物治疗能额外降低动脉粥样硬化性心血管疾病事件的证据。2014 年 11 月美国心脏协会年会公布的 IMPROVE-It 研究结果提示依折麦布加辛伐他汀与单纯辛伐他汀相比显著降低 ACS 患者的心血管复合终点，提倡在考虑加用非他汀类药物前，应再次强调坚持健康生活方式和他汀治疗的重要性。2013 年国际动脉粥样硬化学会指南则建议可考虑使用非他汀类药物，尤其是在应用大剂量他汀不能将低密度脂蛋白胆固醇降至理想水平时，可考虑加用胆汁酸结合树脂或依折麦布等非他汀类药物。当低密度脂蛋白胆固醇已经达标而非高密度脂蛋白胆固醇和甘油三酯依然升高时，可考虑加用贝特类、烟酸和大剂量 ω-3 脂肪酸以降低甘油三酯水平。2014 年美国脂质学会指南则认为必要时可考虑使用非他汀类药物，如他汀治疗存在禁忌或不耐受时，可考虑使用非他汀类药物（单药或联合）治疗来达到降低致动脉粥样硬化胆固醇之目的。

　　值得指出的是，新指南强调以患者为中心，整体评估风险，将减少动脉粥样硬化性心血管疾病事件为目的提高到前所未有的高度变革治疗理念，从聚焦减少动脉粥样硬化性心血管疾病事件让临床医生关注胆固醇的管理。但最新血脂治疗指南均存在一定的局限性，尤其是缺乏中国人群的相关数据与研究证据。其异同性也为我们学习和实践新指南提示了一定的方向和进一步研究的空间。新指南的理念创新和模式创新值得我们学习和借鉴。在学习新指南的同时，我们应逐步积累国人胆固醇管理的获益和安全性证据，制定符合我们自己临床实践的指南。

（李建军）

# 附录 1　常用降脂药一览表

| 药物 | 剂量（mg） | 服用方法 |
| --- | --- | --- |
| **他汀类** | | |
| 阿托伐他汀 | 10~80 | qn |
| 洛伐他汀 | 20~80 | qn |
| 普伐他汀 | 20~40 | qn |
| 辛伐他汀 | 10~80 | qn |
| 氟伐他汀 | 40~80 | qn |
| 瑞舒伐他汀 | 5~10 | qn |
| 匹伐他汀 | 1~4 | qn |
| **贝特类** | | |
| 非诺贝特 | 普通片剂 100； | tid |
| | 微粒化胶囊 200 | qd |
| 苯扎贝特 | 200 | tid |
| 吉非贝齐 | 600 | bid |
| **其他降脂药** | | |
| 血脂康 | 600 | bid |
| 烟酸缓释片 | 起始 375~500，4 周后增至 1000，最大剂量为 2000 | qd |
| 依折麦布 | 10 | qd |
| 鱼油制剂 | 500~1000 | qd |

# 附录 2  国家基本药物目录（2012 年版）
## ——心血管系统用药

| 序号 | 品种名称 | 剂型、规格 | 备注 |
|---|---|---|---|
| （一）抗心绞痛药 | | | |
| 110 | 硝酸甘油（nitroglycerin） | 片剂：0.5mg<br>注射液：1ml：5mg | |
| 111 | 硝酸异山梨酯<br>（isosorbide dinitrate） | 片剂：5mg<br>氯化钠注射液、葡萄糖注射液：<br>100ml：10mg | |
| 112 | 硝苯地平（nifedipine） | 片剂：5mg、10mg | |
| 113 | 地尔硫䓬（diltiazem） | 片剂：30mg | |
| （二）抗心律失常药 | | | |
| 114 | 美西律（mexiletine） | 片剂：50mg、100mg | |
| 115 | 普罗帕酮（propafenone） | 片剂：50mg、100mg<br>注射液：10ml：35mg | |
| 116 | 普鲁卡因胺（procainamide） | 注射液：1ml：0.1g | |
| 117 | 普萘洛尔（propranolol） | 片剂：10mg | |
| 118 | 阿替洛尔（atenolol） | 片剂：12.5mg、25mg、50mg | |
| 119 | 美托洛尔（metoprolol） | （酒石酸盐）片剂：25mg、50mg<br>（酒石酸盐）注射液：5ml：5mg | |
| 120 | 胺碘酮（amiodarone） | 片剂：0.2g<br>注射液：2ml：0.15g | |
| 121 | 维拉帕米（verapamil） | 片剂：40mg<br>注射液：2ml：5mg | |
| （三）抗心力衰竭药 | | | |
| 122 | 地高辛（digoxin） | 片剂：0.25mg | △ |
| 123 | 去乙酰毛花（deslanoside） | 注射液：2ml：0.4mg | |
| （四）抗高血压药 | | | |
| 124 | 卡托普利（captopril） | 片剂：12.5mg、25mg | |

| 序号 | 品种名称 | 剂型、规格 | 备注 |
|---|---|---|---|
| 125 | 依那普利（enalapril） | 片剂：5mg、10mg | 注释 4 |
| 126 | 缬沙坦（valsartan） | 胶囊：80mg | |
| 127 | 硝普钠（sodium nitroprusside） | 注射用无菌粉末：50mg | |
| 128 | 硫酸镁（magnesium sulfate） | 注射液：10ml：1.0g、10ml：2.5g | |
| 129 | 尼群地平（nitrendipine） | 片剂：10mg | |
| ＊（112） | 硝苯地平（nifedipine） | 片剂：5mg、10mg<br>缓释片：20mg、30mg | |
| 130 | 氨氯地平（amlodipine） | （苯磺酸盐、马来酸盐）片剂：5mg | |
| 131 | 比索洛尔（bisoprolol） | 片剂、胶囊：2.5mg、5mg | |
| 132 | 吲达帕胺（indapamide） | 片剂：2.5mg，缓释片：1.5mg | |
| 133 | 酚妥拉明（phentolamine） | 注射液：1ml：10mg<br>注射用无菌粉末：10mg | |
| 134 | 复方利血平（compound reserpine） | 片剂 | |
| 135 | 复方利血平氨苯蝶啶（compound reserpine-triamterene） | 片剂 | |
| 136 | 哌唑嗪（prazosin） | 片剂：1mg、2mg | |
| （五）抗休克药 | | | |
| 137 | 肾上腺素（adrenaline） | 注射液：1ml：1mg | |
| 138 | 去甲肾上腺素（noradrenaline） | 注射液：1ml：2mg、2ml：10mg | |
| 139 | 异丙肾上腺素（isoprenaline） | 注射液：2ml：1mg | |
| 140 | 间羟胺（metaraminol） | 注射液：1ml：10mg、5ml：50mg | |
| 141 | 多巴胺（dopamine） | 注射液：2ml：20mg | |
| 142 | 多巴酚丁胺（dobutamine） | 注射液：2ml：20mg | |
| （六）调脂及抗动脉粥样硬化药 | | | |
| 143 | 辛伐他汀（simvastatin） | 片剂：10mg、20mg | |

注：①＊（112）：不同剂型同一主要化学成分或处方组成的编一个号，重复出现时标注"＊"号。②"备注"栏内标注"△"号表示药品应在具备相应处方资质的医师或在专科医师指导下使用。③注释 4：第 125 号"依那普利"包括依那普利和依那普利叶酸。